让孩子爱上运动

青少年骨健康与运动指南

赫忠慧 | 总主编

张亚谦 | 编著

中国人口出版社
China Population Publishing House
全国百佳出版单位

图书在版编目（CIP）数据

让孩子爱上运动.青少年骨健康与运动指南/张亚谦编著.--北京：中国人口出版社，2022.1
ISBN 978-7-5101-6782-9

Ⅰ.①让… Ⅱ.①张… Ⅲ.①青春期–健身运动
Ⅳ.①G883②R161.1

中国版本图书馆CIP数据核字（2019）第233569号

让孩子爱上运动——青少年骨健康与运动指南
RANG HAIZI AISHANG YUNDONG——QING-SHAONIAN GUJIANKANG YU YUNDONG ZHINAN

张亚谦 编著

责任编辑	魏　娜
责任印制	林　鑫　王艳如
出版发行	中国人口出版社
印　　刷	小森印刷（北京）有限公司
开　　本	710毫米×1000毫米　1/16
印　　张	9.75
字　　数	130千字
版　　次	2022年1月第1版
印　　次	2022年1月第1次印刷
书　　号	ISBN 978-7-5101-6782-9
定　　价	39.80元
网　　址	www.rkcbs.com.cn
电子信箱	rkcbs@126.com
总编室电话	（010）83519392
发行部电话	（010）83510481
传　　真	（010）83538190
地　　址	北京市西城区广安门南街80号中加大厦
邮政编码	100054

版权所有　侵权必究　质量问题　随时退换

编委会

总主编　赫忠慧

主　编　张亚谦

副主编　吴　桐　朱　赫

编　委（按姓氏笔画排序）

马振宇　王　涛　刘　娜　宇文紫薇

花　琳　张　磊　庞　剑　姜　萍

高　军　韩　栩　谢书研

目 录
CONTENTS

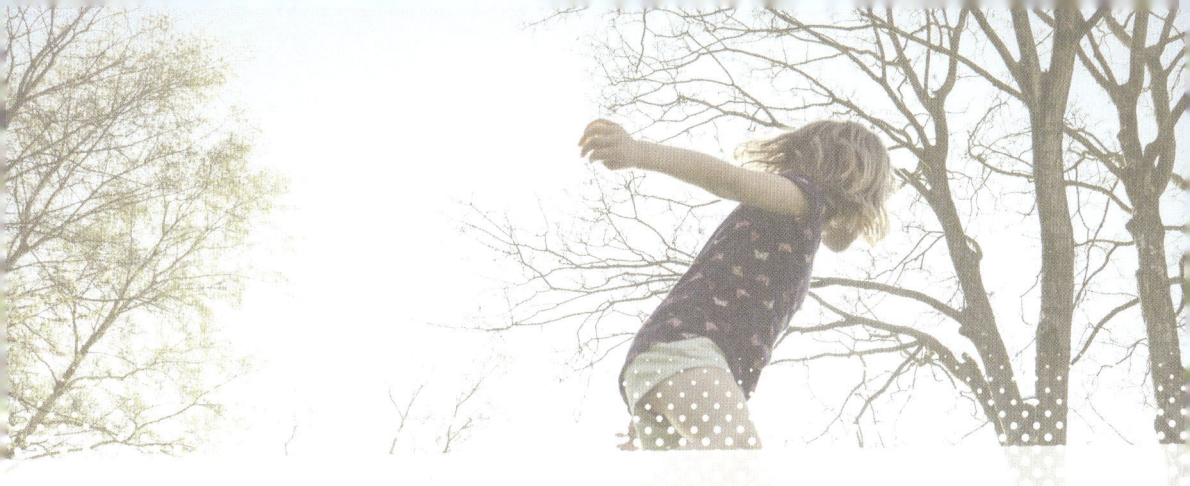

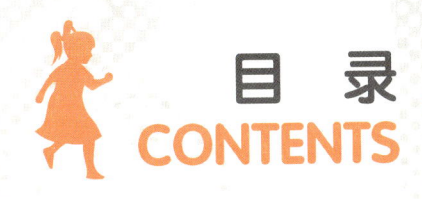

第一章　运动与骨骼发育之常识篇

第一节　关注孩子骨密度　　　　　　　　　　002

第二节　孩子"长个儿"到底是怎么回事?　　　006

第三节　寻找孩子骨骼发育的"加速器"　　　　010

第四节　运动是骨骼生长的"刺激素"　　　　　018

第二章　运动促成长之行动篇

第一节　小学1~3年级（6~8岁）　　　　　　033

第二节　小学4~6年级（9~11岁）　　　　　　039

第三节　初中阶段（12~15岁）　　　　　　　　047

第四节　高中阶段（15~18岁）　　　　　　　　059

第三章 成长的烦恼之问题篇

第一节　脖子向前伸——探颈　　068

第二节　腰背挺不直——驼背　　075

第三节　两肩不一样高——脊柱侧弯　　085

第四节　腿怎么伸不直——X形腿、O形腿　　091

第五节　走路好别扭——内翻足与外翻足　　100

第四章 科学健身之实践篇

第一节　制订一个适合孩子的训练计划　　106

第二节　运动补给你做对了吗　　141

第三节　"吃动平衡"让孩子一生受益　　146

CHAPTER ONE

第一章
运动与骨骼发育之常识篇

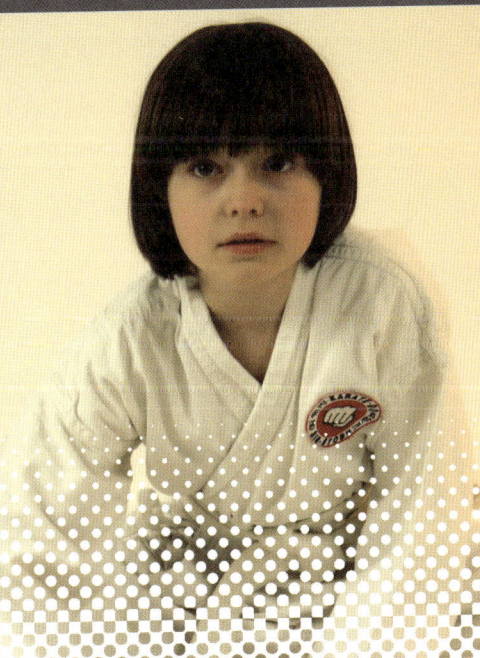

第一节 关注孩子骨密度

在这本书的开头,想先跟家长们分享一下这个与孩子生长发育息息相关,并将影响其一生的重要概念——"骨密度"。

骨密度的全称是骨骼矿物质密度,顾名思义,这个概念反映的是骨骼中关键矿物质的含量,是衡量骨骼强度的重要指标。如果我们把您的孩子比喻成一株正在成长的小树,骨密度反映的就是这棵树的树干、树枝有多强壮,这项指标对小树抵御风雨灾祸,乃至日后长大成材,都起到至关重要的作用。如果您的孩子在幼年、青少年时期骨密度较低,除了会发育不良、容易骨折外,还极有可能引发佝偻病、驼背以及探颈等体态问题,影响终生的骨健康,成年后发生骨质疏松症等疾病的风险也会升高。

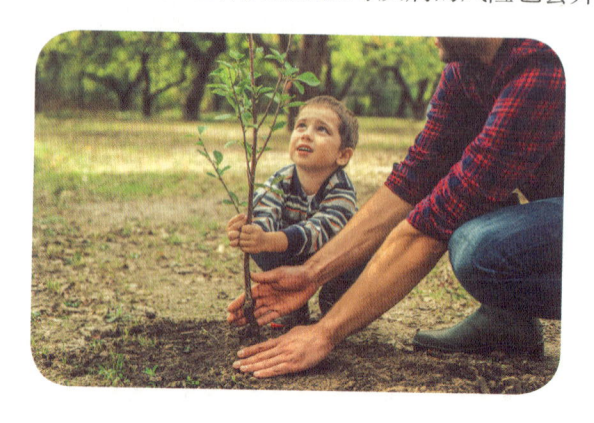

1. 骨密度跟孩子有什么关系

以钙为例，人出生时，全身钙含量仅为25克左右，正常成人体内钙含量可达1200克。

在人的一生中，不同年龄时期骨组织中各种矿物质的含量是不同的。人到老年，由于体内组织器官功能减退，各种激素分泌减少，骨代谢紊乱，吸收的钙不能补偿排泄的钙，体内就处于负钙平衡状态。为保证生理功能的正常发挥，体内主管钙代谢的系统就会动用骨库中的钙来维持血钙的平衡。自50岁起骨量平均每年丢失0.5%~1%，绝经后女性平均每年丢失骨量3%~5%，最终，女性骨量丢失可达峰值骨量的30%~40%，男性可达20%~30%。这个过程不可逆转，只能延缓。

> **知识窗**
>
> 人的骨骼矿物质密度是有峰值的，简称峰值骨量（Peak Bone Mass，PBM），从出生到20岁，随年龄增长骨量、骨密度持续增加。20~30岁是骨量缓慢增长期，30~40岁，骨量处于相对平衡状态，骨量或骨密度也处于一生的最高峰，即达到PBM，并维持5~10年。

因此，我们可以将人的骨密度看成一个银行储户，PBM越高，或者PBM出现得越晚，将来从这个"储户"中"取钱"的时候，可用的"资金"就会越多，也就是说可供人日后消耗的骨量就越多。当然，PBM的多少与遗传因素有着密切的关系，但是营养状况、生活作息及运动习惯同样对其产生着不可忽视的影响，在生活中养成良好的习惯，无疑会对骨骼生长发育起到积极的作用。PBM的充分蓄积可延缓老年期骨量的丢失，预防骨质疏松症。当然不同性别之间、不同个体之间存在比较明显的差异，人体的不同部位之间也存在着差异。一般来说，达到PBM后，女性的骨量会出现一个相对稳定的平台期，直至绝经后年骨丢失率显著上升；而男性的骨量在出现峰值之后，年骨丢失率则会随年龄增长而缓慢上升。

理论上讲，在30～40岁这一年龄段之前（PBM到来之前），养成良好的生活习惯、加强科学的体育锻炼，都对提高PBM以及延缓PBM的到来具有积极影响。20岁之前青少年生长发育期，是骨量、骨密度持续增长的最快阶段，在此阶段打好基础，往往能收获事半功倍的效果。

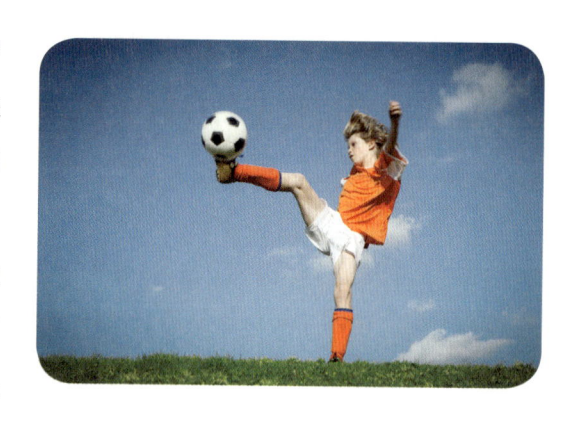

2. 测测孩子的骨密度

现在主流的骨密度测定方法有三种：单光子吸收测定法、双能X线吸收测定法和超声波测定法。

单光子吸收测定法	选用部位在前臂中远端1/3处，参考价值会稍低
双能X线吸收测定法	能够测量全身任何部位的骨量，精确度高
超声波测定法	无辐射、安全无害，我国比较常见

单光子吸收测定法

单光子吸收测定法，是一种利用骨骼组织对放射物质的吸收与骨量成正比的原理，以放射性同位素为光源，测定人四肢骨密度的方法。

一般选用部位在前臂中远端1/3处，如果您的孩子是右撇子，会测量左前臂，如果您的孩子是左撇子，则会测量右前臂。目前，这种方法在我国临床应用较多，但是它不能测试其他部位的骨密度，相对来讲，参考价值会稍低一些。

双能X线吸收测定法

能够测量全身任何部位的骨量，精确度高。这种测定方法对人的伤害也比较小，测定一个部位的放射剂量大概等于一张胸片的1/30。目前这种方法在我国各大城市较多被采用。

超声波测定法

是一种无辐射、安全无害的测试方法，目前在我国也比较常见。

骨密度测定的结果，一般用T值和Z值这两个指标表示。

T值是一个相对的数值，临床上一般用T值来判断人体的骨密度是否正常，这个数值是将测定到的骨密度，与同性别健康年轻人的骨密度进行对比得到的。

Z值也是一个相对的数值，根据同年龄、同性别和同种族分组，将被检测者的骨密度值与参考值做比较。

所以，T值一般用来诊断中老年人的原发性骨质疏松，对青少年意义不大；而为青少年或儿童测量骨密度时，Z值更能反映骨骼发育的情况。

Z值>-2表示骨密度值处在同龄人正常范围内，而Z值≤-2说明骨密度值低于正常同龄人。

在阅读完本节后，相信您对骨密度的基本含义，峰值骨量对孩子健康成长的重要意义有了基本的认识，也了解到了测定骨密度的一些基本方法。下面，我将从合理膳食、健康的生活方式以及科学的体育锻炼等方面介绍如何让孩子"骨健康"，并提出比较具体的实施方案。

第二节
孩子"长个儿"到底是怎么回事？

1. 家长关心的"硬指标"

家长们平常聊天很喜欢谈论孩子的体形——"小明最近长个儿了啊！""小刚是不是又胖了？"无疑，家长们都非常关心自己孩子的体形，体形不仅关乎孩子的形象，还关乎孩子的健康，更和孩子的生长发育情况有着千丝万缕的联系。如果说体形胖瘦是可以实时调节的一项"指标"的话，家长更关心的"硬指标"就是孩子的身高了！

我们在生活中经常会碰到这样的情况，邻居家的小伙子小学毕业就长到了180厘米，可是直到大学毕业，身高还是180厘米，而楼下同班的另一个男孩儿初中毕业才160厘米，上大学时却长到了180厘米。用俗话说，这就是"早长"与"晚长"的区别。那么，不少家长肯定会担心了："我的孩子上小学，个子一直长不高，他到底是'晚长'还是发育

> **知识窗**
>
> 骨骺就是我们骨干的端，比较膨大还具有比较光滑的关节面，由关节软骨覆盖，我们一般认为骨骺愈合意味着骨干会停止生长。

不良呢？"我们说的"长个儿"到底和什么因素直接相关呢？

人体身高的增长很大程度上要依赖长骨骨骺生长板的增殖，而我们所说的"长个儿"的过程，实际上就是关节软骨随着血液和营养物质的供给不断骨化，从而使得骨头向两头生长的过程。

2. 孩子的身高可以预测，是真的吗

目前，我们可以采用测量骨龄的方法来预测身高，从而判断孩子的生长发育情况。骨龄是骨骼年龄的简称，需要借助于骨骼在X光摄像中的图像来确定。通常医生通过人左手手腕部的X光片，观察左手掌指骨、腕骨及桡尺骨下端的骨化中心的发育程度，来确定骨龄。

不同阶段的骨骼具有不同的形态特点，因此，骨龄评估能较准确地反映个体的生长发育水平和成熟程度。它不仅可以确定儿童的生物学年龄，而且可以通过骨龄及早了解儿童的生长发育潜力，预测儿童的成年身高。骨龄的测定还对一些儿科内分泌疾病的诊断有很大帮助，目前各大医院都可以提供骨龄的评估。

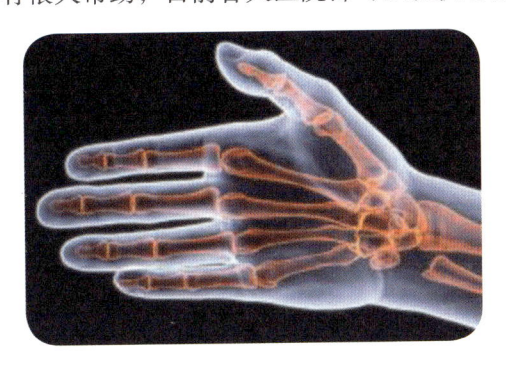

> **知识窗**
>
> 人的生长发育可用两个年龄来表示，即生活年龄（日历年龄）和生物学年龄。人类骨骼发育的过程基本上是相似的，具有连续性和阶段性，也就是说其生长发育有规律可循。

3. 我的孩子"早长"还是"晚长"

骨龄与生活年龄的差值在1岁以内，即视为正常。这个差值可以是骨龄比生活年龄大1岁以内，也可以是比生活年龄小1岁以内。发育提前与发育滞后并不是我们日常生活中所说的"早长"或"晚长"，它体现的是孩子现阶段的发育水平，骨龄异常（无论发育提前还是滞后）有可能对孩子的生长发育产生不利影响。而且骨龄异常往往与营养、运动锻炼或者某些内分泌疾病相关，比如，性早熟、先天性肾上腺皮质增生症（CAH）、垂体性侏儒症、甲状腺功能低下、体质性发育迟缓、Turner综合征等都会导致骨龄异常。所以，针对骨龄异常的孩子，家长一定要多加关注，必要时应带孩子到医院进行相关的检查。

而我们所说的"根据骨龄预测身高"并不完全基于测量得到的骨龄，而是要考虑其他许多因素，并进行科学计算，方能进行预测。过去，成年身高预测主要基于生活年龄、身高与骨龄这三个因素进行计算；近年来，预测成年身高的参考因素越来越多，常见的有父母身高、女孩初潮年龄等相关系数。当然，影响成年身高的因素非常多，很难在预测过程中将所有的因素纳入考虑范围，所以误差不可避免，但是，预测结果反映的趋势是大体正确的，家长可以根据这个数据来推测自己的孩子是"早长"还是"晚长"。

> 如果骨龄与生活年龄的差值大于1岁，即视为发育异常。
> 如果骨龄比生活年龄大超出1岁，则视为发育提前。
> 如果骨龄比生活年龄小超出1岁，则视为发育滞后。

实际上"早长"还是"晚长"体现的是您孩子骨骼发育的情况。而影响骨骼发育的因素有很多，遗传因素、性别、地区经济发展水平不同造成的生长环境差异以及营养差异、运动锻炼水平差异，都有可能影响身高发育。

4. 孩子什么时候"长得最快"

一般来讲，身高突增期的到来在男孩与女孩之间是有区别的，基本与青春期相吻合。

女
- 身高突增期一般发生在骨骼年龄的11～13岁。
- 青春期一般开始于骨骼年龄达到11岁后的第9个月。
- 会出现月经初潮。
- 一般会在骨骼年龄达到17.3岁时停止长高。

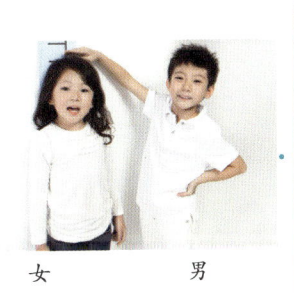

男
- 身高突增期一般发生在骨骼年龄的13～15岁。
- 青春期一般会出现在骨骼年龄达到13岁之后的第9个月。
- 会出现变声，腋毛、胡须生长，喉结突出等身体变化。
- 一般会在骨骼年龄达到18.4岁时停止长高。

第三节

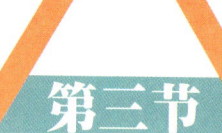

寻找孩子骨骼发育的"加速器"

影响青少年骨骼发育的因素很多，在这里，我们会选择几种目前已经确定的、与孩子骨骼发育相关度比较高的因素进行讲解。

1. 遗传因素很关键

一般认为，人体身高的差异、发育的早晚有60%~80%是由遗传因素决定的。一般印象里，我们会觉得某些人种的平均身高要高于另一人种，某一国家人口的平均身高很突出，或者某一家族中"盛产"高个子，这些现象实际上都佐证了遗传因素对骨骼发育的影响。

但是，我们也不能将遗传因素的影响绝对化："高个子"家族经过这么多代遗传，也不会养育出高可参天的巨人，而身高不突出的父母同样有可能养育出身高比较高的儿女。所以，家长不必太将遗传因素放在心上，毕竟，家长的身高是既成事实，不可改变，另外，它对身高的影响并非绝对性的。孩子的身高可以说是"七分天注定，三分靠打拼"！

2. 健康营养不可缺

很多家长都知道在孩子生长发育期需要补充营养。不错，丰富的营养确实是影响孩子骨骼发育的一个重要因素，也引起了家长们的重视。说起孩子"长个儿"的问题，家长的第一反应经常会是"补钙"。但是，家长朋友们真的会"补钙"吗？想让孩子"长个儿"，仅仅补钙就够了吗？

（1）钙

钙是人体中含量最多的无机盐组成元素，人体中99%的钙以骨盐的形式存在于骨骼和牙齿中，其余分布在软组织中。

我们之前提到，长骨的生长要依靠骨细胞的增生，但是，长骨的生长还需要骨盐的沉积。而骨盐的最主要成分就是钙。幼儿和青少年在生长发育期，对钙的需求多，如果在身高突增期钙的供应不足，血钙浓度就会降低，骨骼中的钙质便会进入血液"帮忙"维持血钙平衡，便会影响骨骼发育，进而影响孩子的身高，甚至会导致骨质疏松，增加孩子发生应力性骨折的风险。此外，人体缺钙还会造成肌肉力量下降，神经兴奋性降低。

应该如何为孩子补钙？

在这里，我们还是推荐家长通过日常饮食为孩子补钙，一般来讲，奶及奶制品、豆类及豆制品和虾蚌等海产品中的钙最容易被人体吸收，这三类食品是非常好的补钙食品。

另外，家长们经常误认为肉类中的钙质比蔬菜中的钙质多，这种看法实际上是错误的，紫菜、木耳等黑色食品中的钙含量是肉类食品的数十倍甚至上百倍。

（2）磷

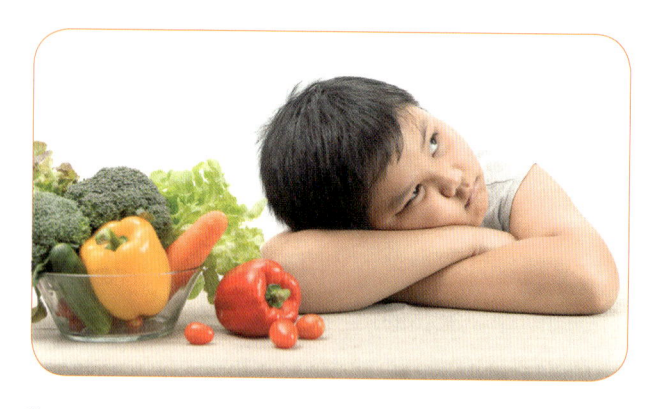

实际上，除了钙，磷也是人体骨骼发育的主力军。但是，因为磷在食物中的含量非常丰富，一般不会缺乏，所以我们很少听说补磷的说法。人体含磷总量约为800克，占人体质量的1.3%左右。除了构成体内活性物质、参与物质能量代谢外，磷可与钙结合成为磷酸钙，也是构成骨骼和牙齿的主要物质。

应该如何为孩子补磷呢？

一般认为，日常膳食中钙磷比达到1∶1或者2∶1是比较科学合理的。奶及奶制品钙含量与磷含量都很高，豆类及豆制品、虾皮和海带等海产品的钙磷比也很高，建议适量多食用，而肉类的钙磷含量则相对较低。

（3）镁

人体60%~65%的镁存在于骨骼中。镁在骨骼中的含量仅次于钙、磷，是骨细胞结构和功能所必需的元素，对促进骨形成和骨再生，维持骨骼和牙齿的强度和密度具有重要作用。

一旦骨骼中缺乏镁，骨质很容易变脆。孩子成长过程中活泼好动，镁与肌肉抗酸痛以及抗疲劳有较为密切的关系，镁在人体中有很强大的肌肉放松效果，所以，对处在生长发育期的孩子而言，补充足够的镁意义重大。

应该如何为孩子补镁呢？

在我们的日常膳食中，含镁丰富的食物主要有绿叶蔬菜、杏仁、南瓜籽等。在补充镁的过程中要注意，食物中的脂肪会降低镁的吸收率，而钙会促进镁的吸收，我们推荐的镁钙比例是1:2。

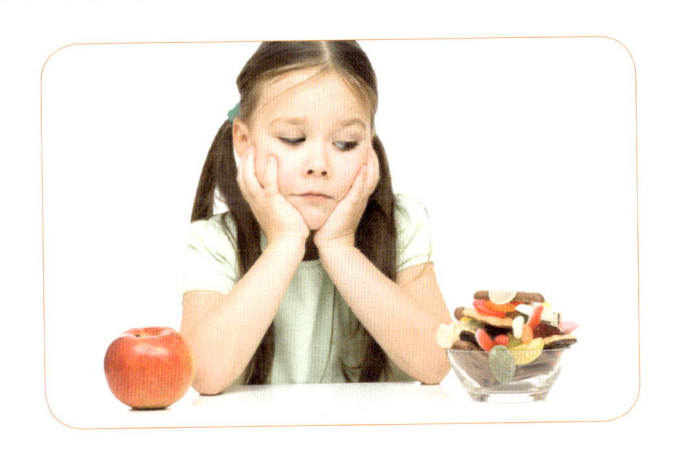

（4）维生素D

维生素D对于肠道中钙的吸收、骨骼中钙的释放以及肾脏中钙的重吸收等都具有非常重要的作用。通俗来讲，如果人体没有摄入足够的维生素D，就算一天到晚只吃钙片也无济于事，两种物质在人体内可谓关系密切。维生素D缺乏时，人体钙的吸收减少，会引起骨钙沉积受阻，进而导致骨质软化、变形，缺乏维生素D是儿童佝偻病的重要诱因之一。

应该如何为孩子补维生素D呢？

我们先要了解人体获得维生素D的途径。人体获得维生素D的途径主要是膳食摄入和皮肤合成。日常的饮食中，维生素D的含量非常低，单纯靠日常饮食很难满足人体对维生素D的需求，特别是对我国居民而言，深海鱼类等富含维生素D的食物并非日常膳食组成部分。因此，皮肤合成就显得尤为重要。而皮肤合成维生素D的重要条件就是充足的日照。在青少年时期，孩子拥有充足的户外活动时间，享受足够的日照，是机体获取维生素D的重要途径。菌类、深海鱼类等食品属于维生素D含量较为丰富的食品，可以酌情进行补充。

（5）蛋白质

蛋白质可以保证骨骼硬而不脆、有韧性，经得起外力的冲击。蛋白质中的氨基酸和多肽有利于钙的吸收。如果长期蛋白质摄入不足，新骨的生长速度会受到影响，还容易导致骨质疏松。

人们说起骨骼的构成，第一反应总是钙，好像骨骼中只有钙。实际上，骨骼中有1/3是有机物，而在有机物中有2/3是胶原蛋白，甚至有人称胶原蛋白为"骨骼中的骨骼"。

应该如何为孩子补充蛋白质呢？

家长可以让孩子常吃富含胶原蛋白和弹性蛋白的食物，对骨骼健康非常有益，比如，牛奶、蛋类、核桃、肉皮、鱼皮、猪蹄胶冻等。

> 综上所述，在孩子进行上述营养素的补充时，家长一定要注意平衡膳食，不要让孩子过量摄入某种营养素造成营养"偏科"，更不要过多地摄入各种营养素造成营养过剩。有一个有趣的生理现象要告诉家长，这也许与您的常识背道而驰，那就是在保持半饱状态时，生长激素的分泌会更加旺盛。

两件事家长千万不要做

不要总让孩子吃得太饱,营养过剩并不意味着能让孩子更好地发育,反而会由于能量的过度储存引起肥胖,造成不必要的困扰。

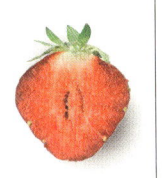

不要给孩子滥用各种补品以及专门的营养产品,有些营养素会促进孩子过分的发育,可能会造成孩子提前发育,骨骺闭合过早,导致成年身高不能达到预期值。如果必须使用营养产品,应当咨询医务人员,在科学的指导下进行服用。

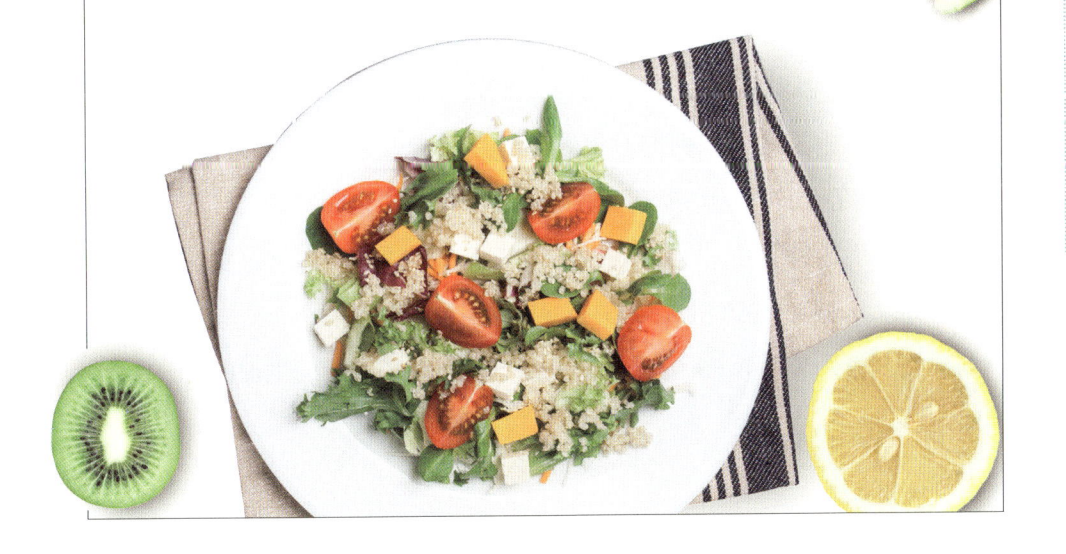

3. 充足的睡眠是保障

良好的睡眠是促进孩子骨骼生长发育的必要因素。在一天之中，生长激素的分泌量会有两个峰值，分别出现在晚上10点和早晨7点半。而如果在这两个时间段保持深度睡眠状态，孩子的骨骼就能更快更好地生长。

我们的脑垂体会分泌生长激素，这种激素和受体结合之后可以刺激人体细胞进行分裂。当这种激素对骨组织发生作用时，就会刺激软骨，使其加速增殖、肥大，如果营养物质供给充足，软骨就会骨化，骨骼（特别是长骨）就会生长发育。

另外，好的睡眠有助于孩子维持好的精神状态以及稳定的情绪，从而促进生长激素的正常分泌。

4. 正确的体态很重要

在日常的学习、生活中，保持端正的体态，同样对于骨骼的健康发育有着不容忽视的作用。作为家长，要特别关注孩子们站姿、坐姿、走姿是否正确，并及时提醒孩子养成良好的姿态习惯，为孩子终生的骨骼发育健康打下良好的基础。

青少年常见的体态问题有探颈、异形肩胛、驼背、脊柱侧弯、X形腿、O形腿等，这些问题都有可能阻碍孩子骨骼的健康发育，严重的会影响正常的生活和学习，异常体态需要引起家长的重视，做到早发现，早预防。如果发现孩子已经形成了一些不良的习惯，要及时纠正，具体的预防与纠正方法见本书第三章。当然，如果已经形成了一定的生理改变，要及时就医。

5. 科学的运动要保持

运动是促进孩子骨骼健康发育毋庸置疑的关键因素，这一点已经被越来越多的家长接受。我们可以看到，在幼儿阶段，很多家长还是非常重视孩子的身体活动的；然而，随着年龄的增长，孩子到了学龄阶段，家长往往更重视学习辅导，忽视了体育锻炼。殊不知青少年快速生长发育的黄金期是不可逆的，一旦错过，终生都很难再弥补了。如果在这一阶段，形成良好的锻炼习惯，并能掌握一到两门体育技能作为终身体育的基础，这会使孩子成年后在保持身心健康、促进人际交往以及延长健康年龄等方面受益无穷。

第四节
运动是骨骼生长的"刺激素"

青少年的生长发育是受先天遗传和后天环境联合作用的复杂过程。如果说营养是生长发育的物质基础，那么运动就是生长发育的有力保障。体育锻炼可以加快全身血液循环、改善肌肉和骨骼的营养、增加对骨骺的刺激、加速骨细胞的增殖，进而促进骨骼的生长。此外，体育锻炼可以刺激脑垂体分泌生长激素，研究结果表明，持续90分钟的中等强度运动，生长激素的分泌量比安静时增加2倍，即白天从事适当的体育锻炼后，夜间生长激素的分泌量增加。由此可见，运动对青少年的骨骼发育起到了非常明显的促进作用。

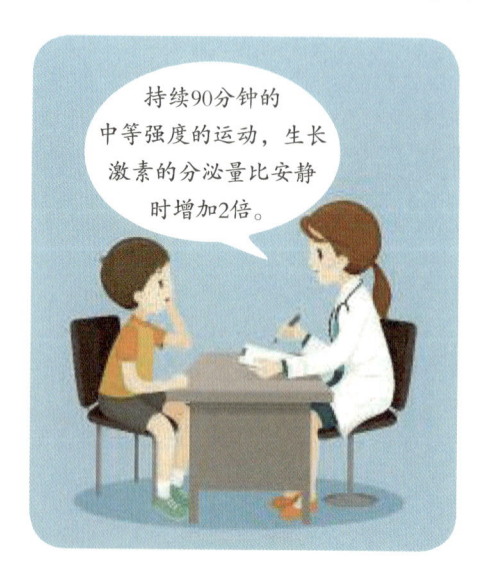

那么在引起家长的重视以后，另一些问题就摆在眼前了：运动量多少合适呢？到底哪些运动对骨骼发育有好处？怎样尽量避免运动损伤？

> 持续90分钟的中等强度的运动，生长激素的分泌量比安静时增加2倍。

1. 运动负荷合理才安全

您是否知道怎样把握运动量？练多长时间对孩子更安全？下面我们就要先向您介绍几个衡量运动量的基本指标，方便家长随时监测孩子的运动量是否合适，是否有风险。

运动量（Amount of Exercise）也称"运动负荷"，指人在身体活动中所承受的生理、心理负荷量以及消耗的热量，由完成练习的运动强度与运动时间，以及动作的准确性和运动项目特点等因素来决定。

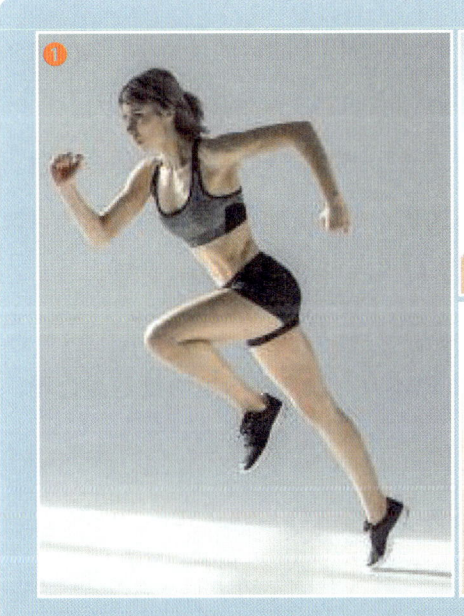

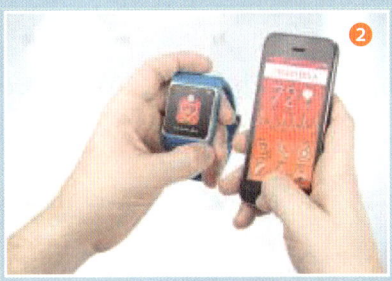

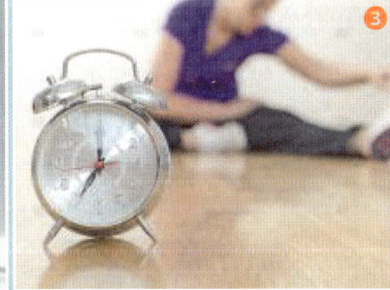

❶ 运动强度：是指单位时间移动的距离或速度，或肌肉单位时间所做的功。

❷ 运动时间：是指每次运动持续的时间。同运动强度一样是构成运动负荷的重要因素。

❸ 基础心率：是指清晨起床前静息状态下的心率。

确定合理的运动负荷强度的最好方法，是将目标心率和主观运动强度两种指标进行结合。

心率是评定运动负荷水平的最简易指标之一。

根据《运动防治骨质疏松专家共识》，青少年骨骼健康方案在小学阶段和中学阶段是不同的，小学阶段主要为中等强度的有氧运动及冲击性运动，平均心率控制在60%~75%最大心率。中学阶段则主要以中高等强度的冲击性运动为主，有氧运动及抗阻力量训练为辅，运动时的平均心率控制在60%~85%最大心率。

运动前：对心率进行监测是否正常，看看孩子目前的状态是否适宜运动。

运动中：心率衡量。一般认为，120次/分以下的运动量为小；120~150次/分的运动量为中等；150~180次/分或超过180次/分的运动量为大。

运动后：要检测孩子的心率多久恢复正常，来确定运动量是否合适。第二天早上晨起，测一下基础心率，如果较平时增加了5~10次/分以上，说明身体尚未恢复，疲劳有堆积的情况，应当适当减量或者酌情休息。

主观感觉判断疲劳也是很重要的指标。

运动前，家长可以根据孩子的主观体力等级来判断运动量是否合理，见表2-1。

表2-1 主观体力感觉等级

等级	6	7	8	9	10	11	12	13	14	15	16	17	18	19	20
自我感觉		根本不费力	极其轻松	很轻松		轻松		稍费力		费力		很费力		极其费力	尽最大努力

运动时，来自肌肉、呼吸和心血管方面的刺激，都会传到大脑皮层引起感觉系统的应激。

运动后，特别是在第二天出现下列现象，说明孩子的运动负荷可能过大，需要合理调整：精神不振、失眠、食欲不好、容易出汗、对原本喜欢的运动项目提不起兴趣、其他较为严重的生理反应等。

青少年在运动时还要格外注意运动安全问题，研究表明，12～15岁是运动损伤的高发期，伤病的发生反而会阻碍骨骼的健康发育。这一时期处于身高突增期，骨折风险比较大，踝关节、手腕、膝关节等敏感部位需要特别保护。在运动前一定要注意热身，运动过程中如果感到不适，应该及时停止运动，运动后注意进行整理、拉伸活动。

2. 运动方式科学才有效

青少年软骨成分较多，水分和有机物质（骨胶原）多，骨密质较差，骨富有弹性而坚固不足，不易完全骨折，但容易发生弯曲和变形；关节软骨相对较厚，关节囊及韧带的伸展性较大，关节活动的范围大于成人，但是牢固性相对较差，骨骼承受压力和肌肉拉力功能都相对较弱。因此，一般认为，科学合理的力量性锻炼和冲击性运动对孩子的骨骼发育具有较为明显的益处。

首先，可以让孩子进行一些负荷较轻的抗阻运动，比如，弹力带练习等，最好能再引入一些需要在垂直方向上克服自重的练习，比如，跳绳、篮球等。

其次，要鼓励孩子进行冲击性较强的运动，以促进骨骼发育，比如，跑步、跳跃练习以及一些节奏较快的体操。

最后，在天气条件允许的情况下，可以鼓励孩子尽量在室外进行活动，利用阳光照射生成维生素D从而促进钙的吸收，能够更好地促进骨骼发育。但是，家长朋友们也要注意，鼓励孩子进行锻炼时一定要注意负荷适当，低中强度的运动有益于骨骼的发育，过大强度的训练反而会阻碍骨骼的健康发育。

（1）力量性锻炼

提到力量性锻炼，不少家长会想到健身房中肌肉健硕的成年人。实际上力量性锻炼的形式多种多样，不一定非要借助健身房中的大重量器械进行锻炼。特别是对于尚处在生长发育期的孩子来说，过重的负荷不仅对其骨骼发育没有好处，甚至会阻碍其骨骼的生长发育。

我们推荐的力量性锻炼，主要包括一些克服自重的抗阻训练，和一些轻负荷训练。

克服自重的抗阻训练

◆ 蹲 起 ◆

下蹲是最简单的下肢力量锻炼形式，对下肢长骨的发育有刺激作用，正确的蹲起练习有助于孩子骨骼的健康发育。

下蹲前，两脚开立注意脚尖左右平行，双臂展开与肩膀同宽；腰部不要蜷曲，双手向前伸出，手臂与肩部同高。

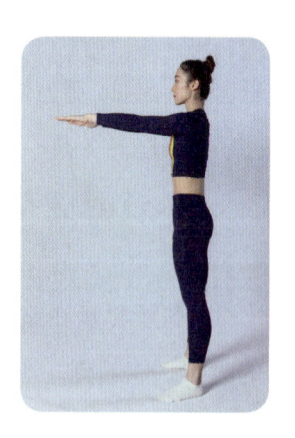

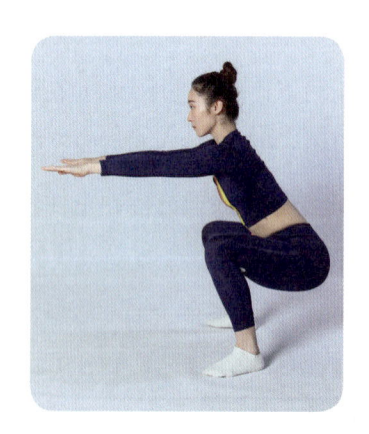

慢慢弯曲膝盖，重心向后，想象自己向下坐的姿势，重心不要前倾。向下蹲的过程中注意尾骨向下引导躯干，腰部始终不要弯曲。膝盖不要内扣或者外展。蹲到大腿尽量与地面平行。

特别注意，膝盖不能过度前伸（不能超过脚尖）。然后再慢慢起身，膝盖慢慢伸直，回到起始位置。每组12～15次，共5～6组。

◆ 跳 跃 ◆

跳跃也是一种简单的下肢力量锻炼形式，能锻炼孩子的协调性，对下肢长骨的发育有刺激作用。正确的跳跃练习有助于孩子骨骼的健康发育。

跳跃一般分为双脚跳、两脚交换跳和单脚跳。

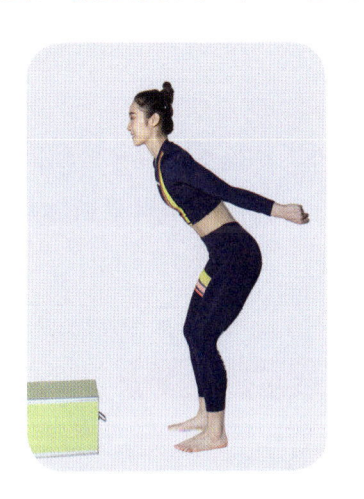

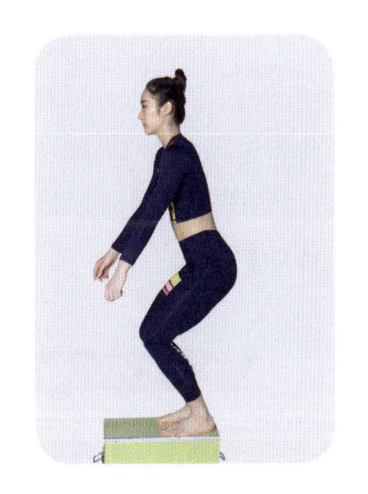

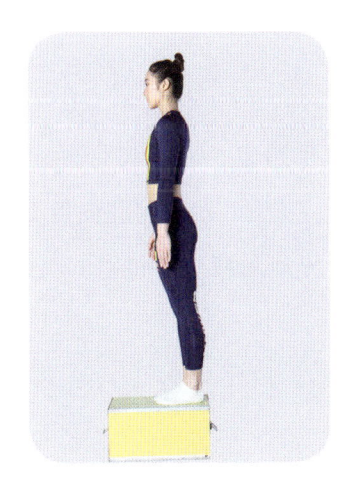

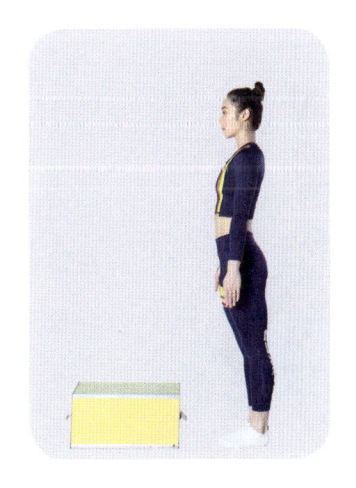

双脚跳时，家长可以为孩子准备跳箱或者在台阶处完成，要求孩子从地面双脚同时起跳，跳到跳箱或台阶上，保持1~2秒，再向后跳回地面。每组12~15次，共5~6组。

两脚交换跳时，家长可为孩子准备跳箱或者在台阶处完成，要求孩子从地面单脚起跳，双脚落在跳箱或者台阶上，向后跳回地面，再用另一只脚完成同样动作。每组12~15次，共5~6组。

单脚跳时，我们建议孩子在平地完成。要求孩子单脚向前跳跃12~15次，再换另一只脚向前跳跃12~15次，共5~6组。也可以在平地上摆上高度合适的障碍物，要求孩子单脚跳过，同样，每只脚每组完成12~15次，共5~6组。

除了这些克服自重的训练，我们也可以让孩子进行一些轻负荷的练习，比如，利用弹力带进行下肢训练。下面我们介绍几种借助弹力带完成的下肢力量训练。

轻负荷训练

◆ 弹力带单腿后踢 ◆

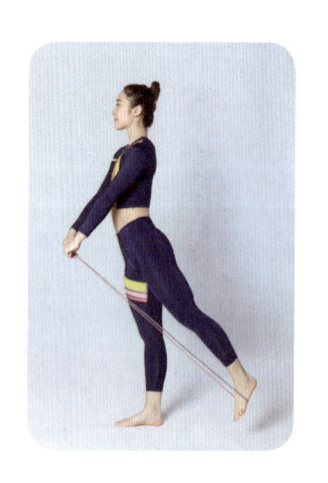

使用弹力带站姿，双手持带固定，用脚底把弹力带向后拉紧。尽量将腿向后上方踢至极限处，再缓慢回归原位。每组8~12次，共5组。

◆ 弹力带双腿蹲起 ◆

半蹲位，将弹力带踩在脚下，双手持带固定，尽量拉紧。

缓慢做起立和下蹲动作，注意双手肘关节伸直，不要用手提拉。每组8~12次，共5组。

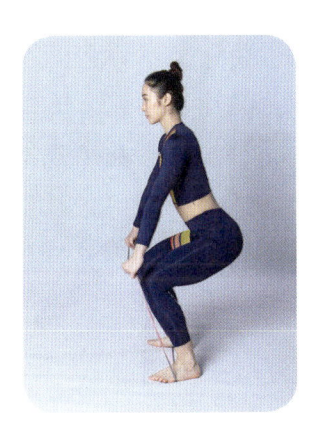

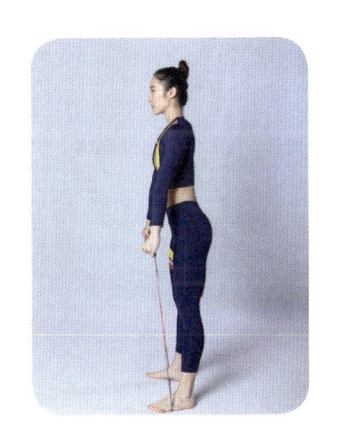

◆ 弹力带单腿蹲起 ◆

半蹲位，一脚悬空，单脚将弹力带踩在脚下，双手持带固定，尽量拉紧。

缓慢做起立和下蹲动作，注意双手肘关节伸直，不要用手提拉。每组8~12次，左右脚各做5组。

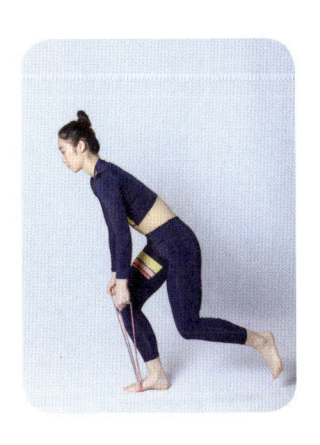

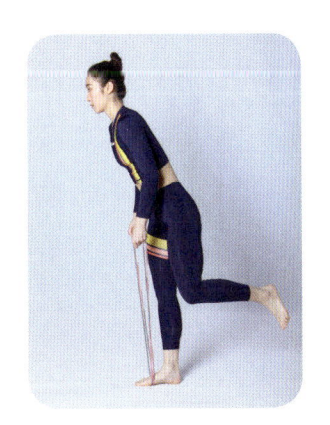

◆ 弹力带侧踢腿 ◆

站姿。弹力带套在脚腕上,单脚支撑,大腿带动小腿,向外侧展开,然后缓慢收回。弹力带也可以固定在外侧的桌椅腿上,单脚向内侧收,然后缓慢复原。每组8～12次,左右脚各做5组。

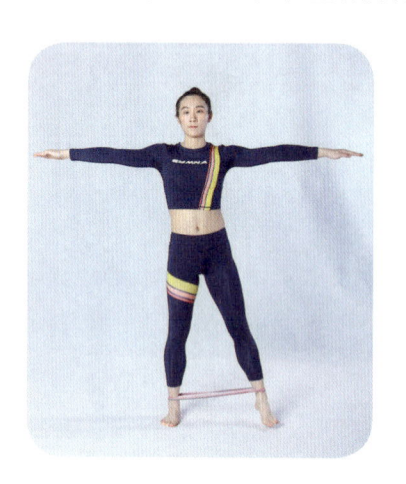

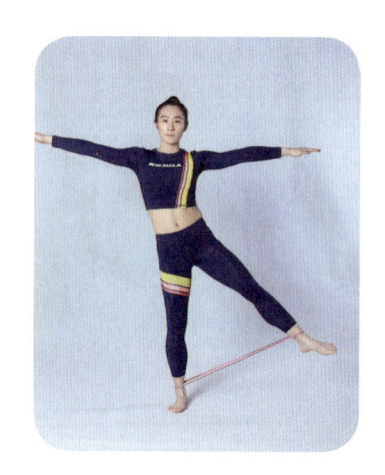

(2)冲击性运动

冲击性运动包含的范围较广,我们日常生活中常见的冲击性运动包括跳绳、篮球、冲刺跑、强度较大的韵律操等。

跳　绳

连续并脚跳。两手握绳的两端,两臂自然屈曲,将绳置于体后,两手腕、手臂协调一致用力,将绳向上、向前抡起,当绳抡至头以上位置时,两手臂不停顿继续向下、向后抡绳,当绳即将落地前的一瞬间双脚随即跳起,绳从两脚下抡转过去,两手臂不停顿继续向后、向上、向前抡绳,绳接近地面的瞬间双脚继续跳起,连续做数次。可以先从完成30秒连续跳绳开始,逐渐延长到1分钟。

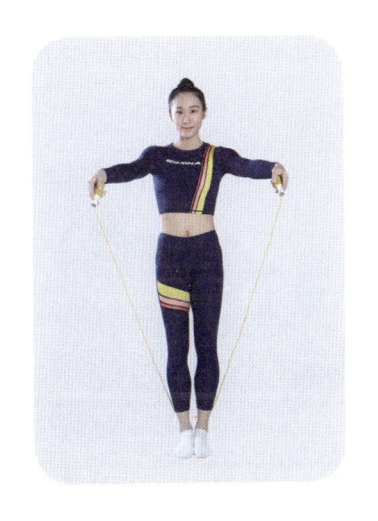

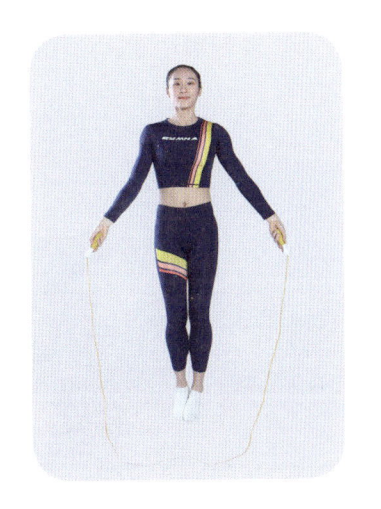

篮 球

篮球运动是一项极易开展的活动，持续时间可长可短，不仅是一项锻炼孩子综合能力的项目（包括手眼配合能力，瞬时反应速度、跳跃能力、灵活性以及力量抗衡），还是一项冲击性很强的力量对抗项目。

对于初学者来说，锻炼的时间要根据比赛的强度掌握，最少20分钟，最多不要超过1小时。

冲刺跑

跑步属于重复性高、冲击力大的运动，在跑步过程中脚是在人体处于悬空状态时完成的向前或向后摆动的动作，脚落地瞬间接受来自地面的冲击力，同时开始另一个动作的重复。在冲刺跑中，跑动的参与者应尽全力加强后蹬力和加快摆腿与摆臂的速度，因此，脚下和腿部会受到更大的反弹冲击力，对青少年骨骼有很好的促进作用。

对于初学者，冲刺跑的长度控制在15~20米，2~3次为一组，跑

3～4组，家长要特别注意，要根据孩子心率的恢复情况来掌握跑步的强度和量。

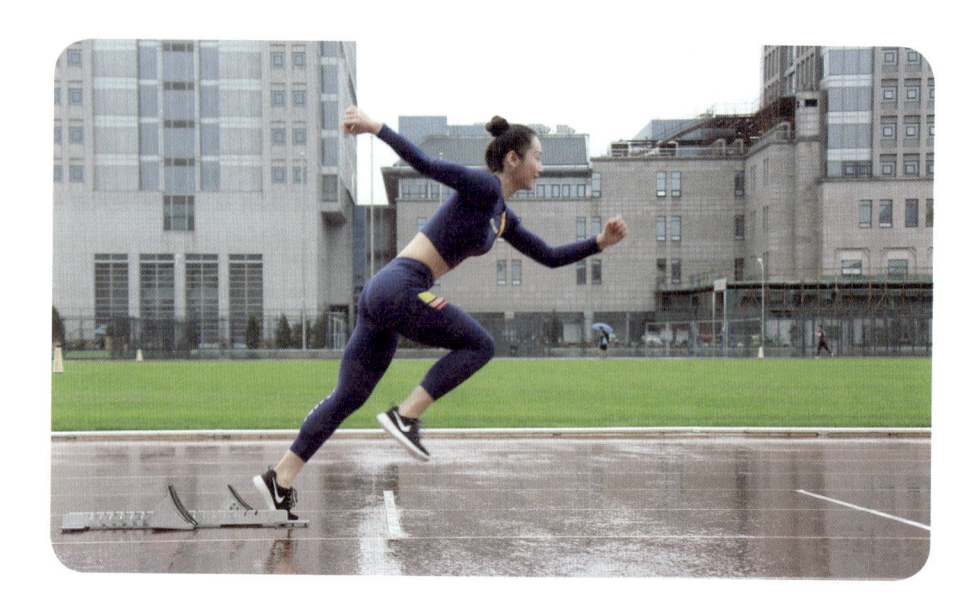

强度较大的韵律操

韵律操是肢体运动的一种艺术表现形式，是让身体的组织结构更加精巧的一种游戏。头、躯干部分与四肢的动作姿态则是韵律操的集中体现。我们平时所说的"手舞足蹈"，其目的在于提高各关节的灵活性和柔韧性，增强身体各个部位的肌肉力量，培养孩子控制身体及动作姿态的能力。

可以运用从健身网站或体育课上习得的韵律操基本姿势，根据强度调节时间，最佳的方式是间歇性的练习，一般不超过15～20分钟，总的练习时间可以控制在1小时左右。

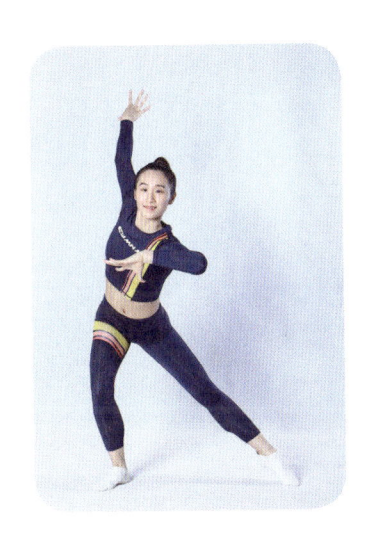

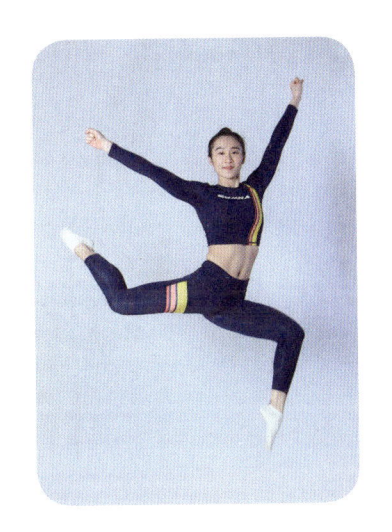

3. 运动过程严格监控才安全

有效地预防运动风险，家长的监督和提醒很重要。

首先，青少年活泼好动，运动起来不知疲倦，经常会出现运动过度的情况。此外，他们的学习能力也很强，喜欢模仿成人或者进行一些高难度的练习方法，因为运动方法不当造成运动损伤，甚至伤害事故。因此，只有合理的运动负荷+科学有效的运动方式才能达到运动促成长的最佳效果。然而，要想达到这样的效果，避免意外的发生，除了掌握锻炼原则，家长还要进行合理的监控，必要时可以委托专业的教师、教练进行监控，避免强度过高、负荷过大的锻炼对孩子造成损伤，对孩子骨骼的健康发育造成不利影响。例如，如果锻炼中孩子的骨骺部位发生骨折，就很有可能对孩子骨骼的生长发育产生不利的影响，甚至使发生骨折的部位生长发育停止。

其次，在进行任何锻炼时，家长一定要提醒并监督孩子根据自身情况，遵循"循序渐进"的原则。不要设定过高的目标。一旦孩子在运动过程中发生损伤，一定要及时到正规医院进行检查，积极接受治疗，并注意

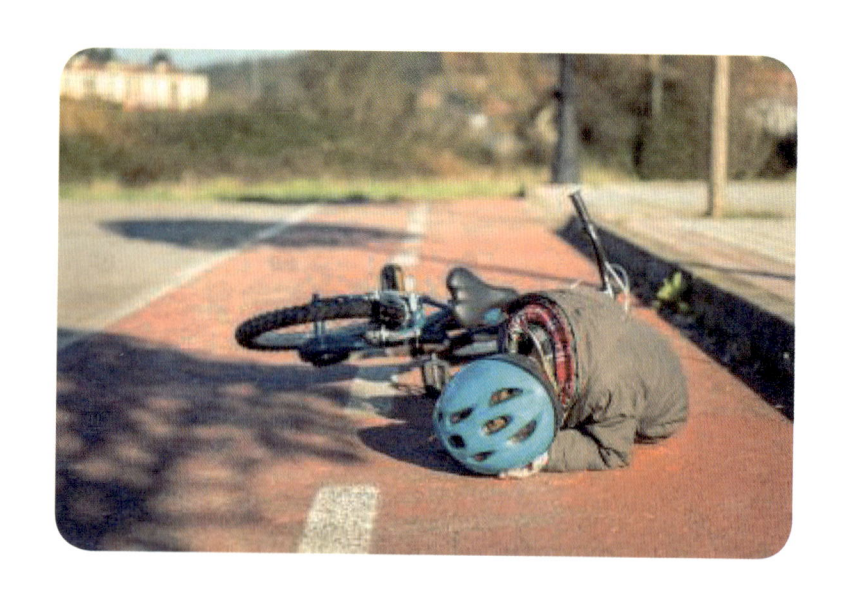

复查，确定孩子的恢复情况。

此外，孩子的体温调节系统不够成熟，激烈的运动后，身体正处于一种不稳定的抵抗力脆弱的状态，要尽量避开过于炎热、潮湿或者寒冷的环境，否则很容易在运动后出现感冒、发烧等疾病；家长还要提示孩子，在运动过程中一定要注意补水。

由此可见，对于运动过程的监控是非常重要的，家长一定要重视。

CHAPTER TWO

第二章

运动促成长之行动篇

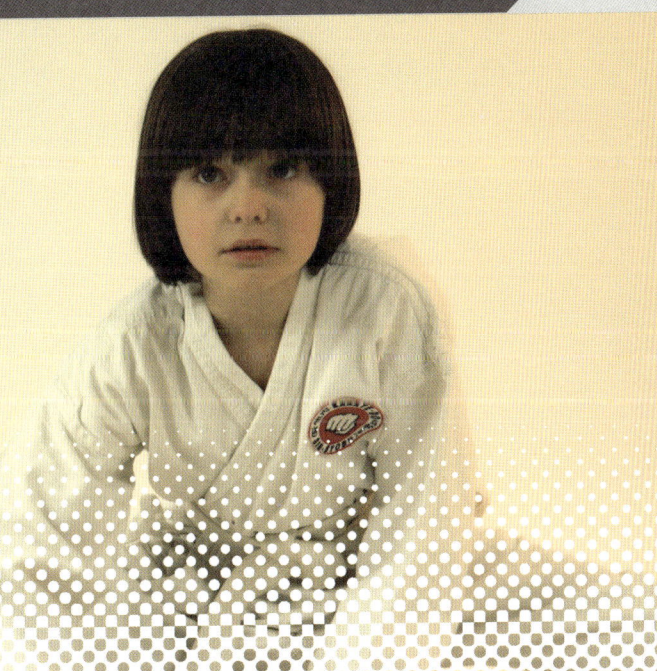

"生命在于运动。" 这句话对于家长们都不陌生，运动对于孩子们身心发育有诸多好处。有调查显示，坚持1年运动锻炼的孩子身高要比同龄不锻炼者高1~3厘米。但要如何进行正确的运动锻炼又能避免造成运动损伤呢？

在运动过程中，特别是年龄偏低孩子的家长，除了和孩子互动培养孩子运动的兴趣外，还需要保护孩子，注意孩子运动的强度和适当休息，同时还要起到监督作用，鼓励孩子勇于挑战自我，磨砺孩子坚强的意志，促进孩子的全面发展。家长对孩子运动习惯的培养至关重要，对孩子健康发育能起到事半功倍的效果。

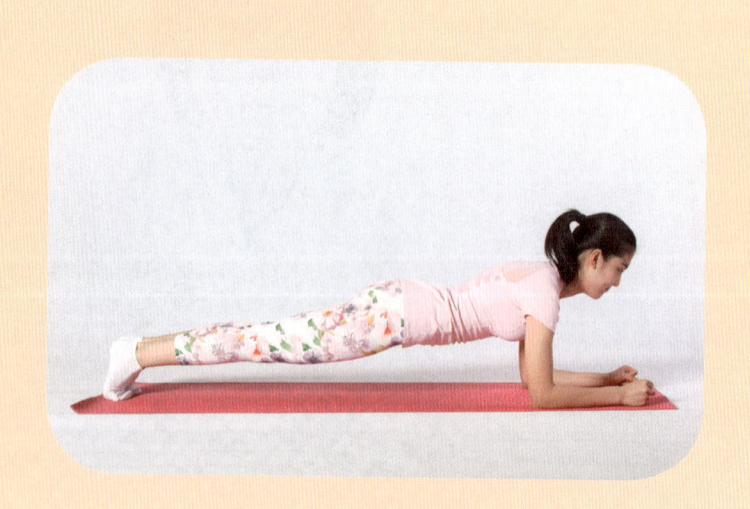

第一节 小学1~3年级（6~8岁）

1. 发育特点

身高体重

一般来说，6~8岁男孩身高平均每年增长3.5厘米，体重平均每年增长2.88千克；女孩身高平均每年增长3.8厘米，体重平均每年增长3.2千克。

骨 骼

此阶段孩子骨骼增长较快，但骨骼还未定型。骨骼富有弹性，但不坚硬，容易弯曲变形，特别是脊椎和骨盆部分还未定型，容易发生改变，所以，这时候家长要注意培养孩子形成正确的身体姿态，让孩子保持正确的坐姿、站姿和走路姿势等。

肌 肉

孩子的肌肉发育随年龄而增长。年龄越小，肌肉中所含水分的比例越高，年龄增长，蛋白质等有机物也随之增多，肌肉的重量也增加了。一般来说，6～8岁孩子肌肉富有弹性，同时肌力较弱，容易疲劳，但是恢复得特别快。此时孩子能够随心所欲地控制他自己的肌肉，但精细的肌肉动作要到10岁之后才能具备。在总体上看，上肢的肌肉发育得较早，下肢的肌肉发育得较晚，所以这个阶段的孩子，动作准确性以及下肢的灵活性不够，在锻炼上要注意多做些跑、跳等动作的练习，以促进肌肉全面发育。

2. 运动方式

折返跑（15米）

折返跑是速度素质和心肺锻炼的一种极其有效的方法，并且这种练习极具趣味性，容易被小朋友接受，又叫作见线折返。

在15米长的距离内每隔3～5米画一条线，或者做一个标记，然后编号1、2、3、4等。

家长可以选择号码顺序，孩子跑，或由孩子每次自选两个号码进行跑动练习。

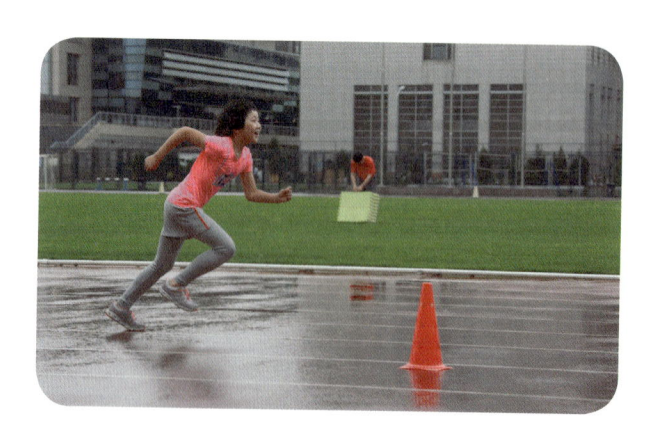

跳房子

跳房子能够很好地训练孩子的灵活性和协调性，趣味性强，操作简便。

只需要用粉笔或者石头在空地画出若干单双空格，或者用家里的一些垫子拼凑，与孩子制订简单的跳跃规则即可开始。

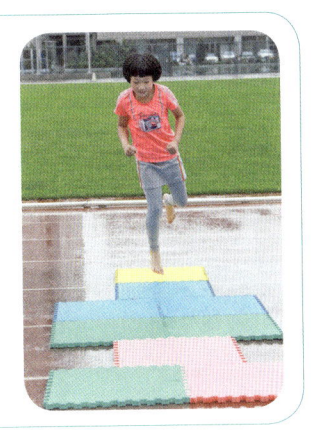

翻滚运动

可提高身体的协调能力及平衡能力，也可有效增强腰腹部、背部及颈部力量。在软垫或瑜伽垫上蹲下，双手撑地，头顶软垫，双脚同时用力，翻滚过去。恢复到蹲下的状态，然后进行下一个。如果空间足够，可连续进行多次练习，3~5次为一组，做4~6组。

这个动作可提高身体的协调能力及平衡能力，这是一种能够自我保护的动作，熟练后可在无意识的情况下自己做出，从而起到缓冲惯性保护身体的作用。

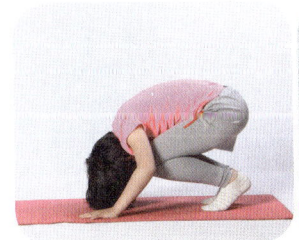

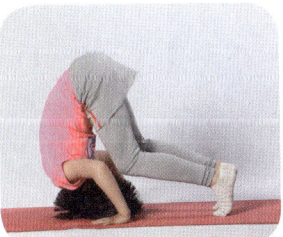

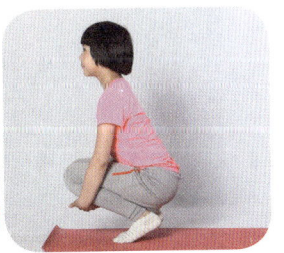

起飞运动

这个动作可以训练孩子身体的灵活性及背部核心肌群的力量。俯卧在软垫或瑜伽垫上，用力挺胸抬头，通过颈部肌肉使头胸离开床面，抬起上身，同时两臂侧举张开，犹如飞机起飞的样子，坚持5秒，休息10秒。家长可以说"飞机起飞""飞机降落"，用与孩子玩游戏的形式练习，反复进行，10次为一组。

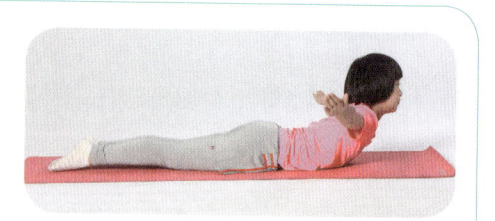

单杠爬行

很多学校或者小区都有这样的悬垂爬行练习器材，这项运动对于孩子的上肢力量、上背部力量及腹部力量都有很好的锻炼作用，但对于低年级的孩子，家长要注意设置保护措施，让孩子量力而行，循序渐进。

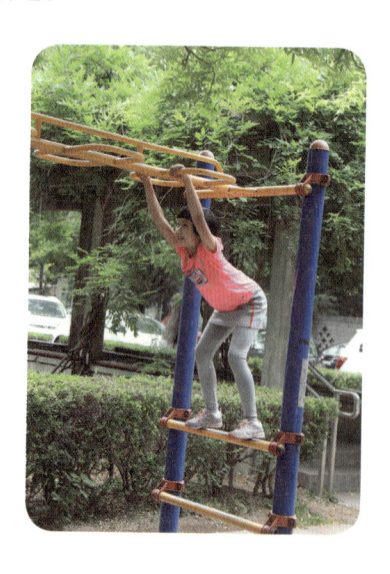

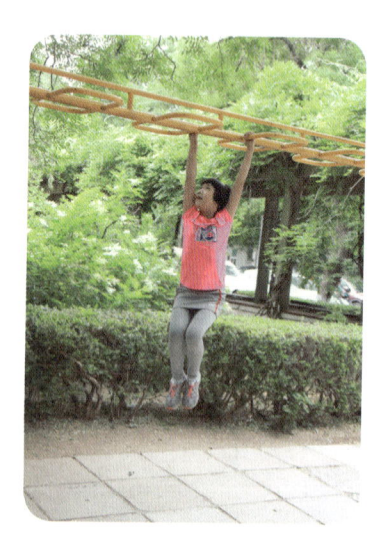

直臂悬垂于开始的位置，身体向前，收腹微屈腿，两手依次握杠向前爬行，过程中始终保持收腹状态。

拉伸放松

在运动结束后进行放松性的拉伸,可以降低神经和肌肉兴奋性,有利于缓解消除疲劳,提高睡眠质量。

坐式斜角腿部伸展

坐在软垫或瑜伽垫上,最大限度地将双腿分开,姿势无不适感为宜。髋部前倾,伸出双手触及一侧脚踝。保持拉伸10~30秒,然后重复另一侧。

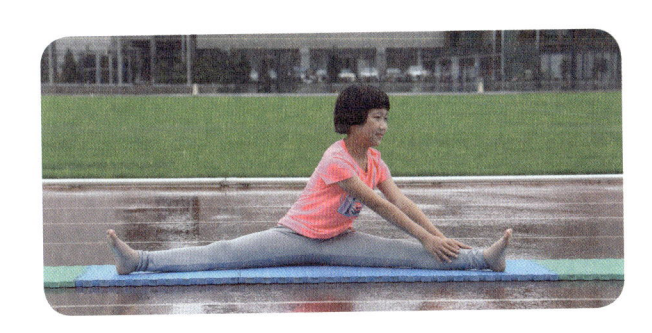

卧式弓形

面部朝上躺在软垫或瑜伽垫上,双腿和双臂伸出,从身体的中心最大限度地向远端伸出,慢慢抬起肋骨和胸部,身体无不适感为宜。

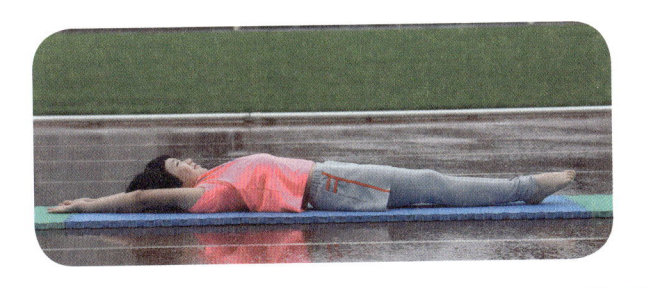

3. 运动量（运动强度、时间、次数、频率）

这个阶段的孩子心肺发育得还不完全，肺活量小，耐力相对较差，同时心脏的收缩力弱，血压低、心率快。因此，运动的时间短、间歇多更适宜这个阶段孩子发育的特点。当然也不宜做过分剧烈的运动，或者加器械的力量训练。

> ❤ 温馨提示 ❤
>
> 一天的运动量不能过大，以运动后孩子第二天不感到疲劳为好。一次运动时间在60~90分钟，中、高强度的锻炼不超过20~30分钟，保持多次间隔更合理，"少量多次"的形式为宜并及时补充水分。
>
> **运动禁忌**
>
> （1）注意身体的全面训练，尽量避免单侧项目训练，如网球、羽毛球、乒乓球等，可引起发育的不平衡。
>
> （2）注意场地选择，多在操场、空地进行，避免在坚硬的路面锻炼。
>
> （3）具体不适宜做的运动如下：拔河（容易引发心房受损、肌肉拉伤）、倒立（容易损害眼睛、扭脖子）、马步站桩（静力练习易引发"骺软骨病"）、兔子跳（容易引发半月板和关节受损）、长跑（心肺尚未发育成熟）、负重训练（容易引发肌肉损伤）。
>
> （4）发现身体不适，如腰背部、膝关节周围肌肉疼痛，请及时就医诊断。

第二节 小学4~6年级（9~11岁）

1. 发育特点

身高体重

这个年龄段的儿童进入了青春发育期前期，身体形态发育以突增现象为主，是人体成熟前的一个迅速生长阶段，也称为生长加速期，这一阶段女孩的各项形态指标都超过同龄的男孩，女孩身高一般每年可增长4~8厘米，多的可增长10厘米，体重每年可增长4~6千克。相对女孩而言，男孩的身高增长相对平稳，每年增长3~5厘米，体重也平稳增加。

骨骼

这个时期孩子骨骼中有机物和水分较多，钙、磷等无机成分较少，所以孩子骨骼的弹性大而硬度小，不易发生骨折，但容易发生变形。不正确的坐、立、行走姿势可引起脊柱侧弯、驼背等变形。且女生在这个时期，由于骨骼发育进入自然生长的最快时期，身体变化非常明显，体内皮下脂肪沉积增多，骨盆、髋部亦增宽。

肌 肉

生长加速期的儿童肌肉虽然在逐渐发育，但是极不均衡，肌肉主要向纵向发展，长度增加较快，但仍落后于骨骼增长，所以肌肉收缩力量和耐力都较差，仍然不适合负重练习，可采用抗体重练习增加肌肉阻力，特别要注意身体核心力量的加强，从而有效地加强身体的稳定性。

此外，这一阶段是速度素质包括反应速度、动作速度和位移速度发展的敏感期，特别是动作速度和位移速度主要依靠后天训练来提高；随着肌肉精细控制能力的提高，家长可以开始引导孩子在技术类运动项目上的启蒙和学习了。

2. 运动方式

变速跑（20米）

在空地或者跑道上放置间隔20米的标志物，做直线跑，跑动中以击掌、口哨等方式给孩子信号，让他听到信号由慢跑变成快跑，再由快跑变成慢跑依次交替进行。

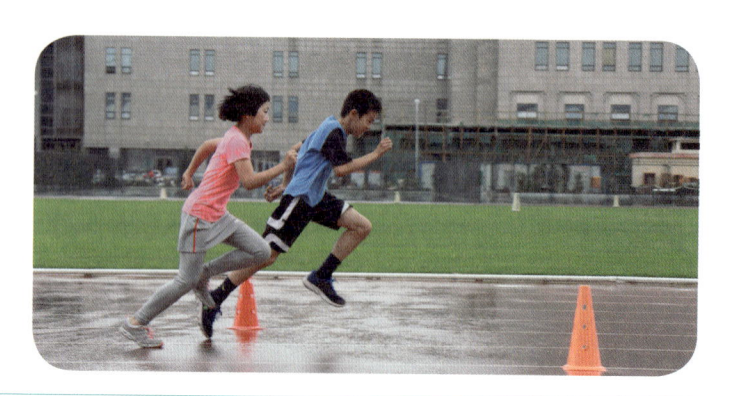

变向跑（20米）

在空地或者跑道上放置8~10个"之"字形标志物，听信号跑至第一个标志物，绕过标志物向下一个标志物跑去，依次跑到终点。

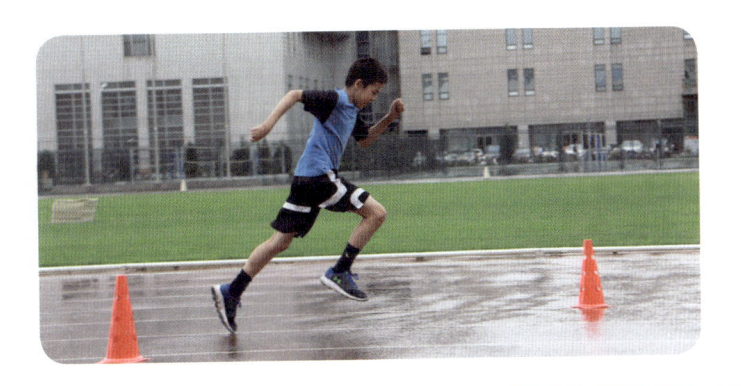

跳 绳

（1）正摇跳绳

连续并脚跳。两手握绳的两端，两臂自然屈曲，将绳置于体后，两手腕、手臂协调一致用力，将绳向上、向前抡起，当绳抡至头以上位置时，两手臂不停顿继续向下、向后抡绳，当绳即将落地前的一瞬间双脚随即跳起，绳从两脚下抡转过去，两手臂不停顿继续向后、向上、向前抡绳，绳接近地面的瞬间双脚继续跳起，连续做数次。

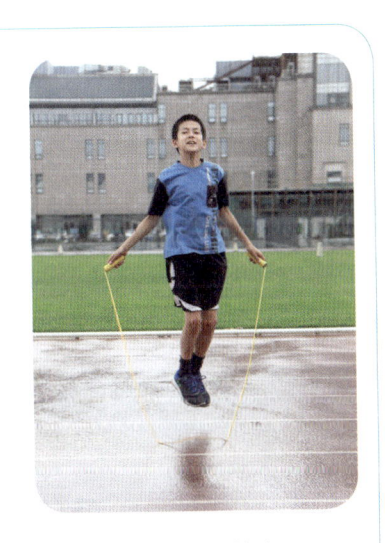

（2）连续单脚交换跨绳跳

两手握绳的两端，向前摇一次绳，两脚分前后依次跨绳，即当绳摆至前下方时，一脚前摆越绳，绳击地时摆动腿落地、踏跳，另一腿后抬。当绳摆至前方时，后腿再前摆、踏跳，如此交替进行。

篮球

这项运动是一项综合素质锻炼项目，非常适合小学高年级的同学参与，可以提高手眼协调性和上、下肢协调性，提升整个身体的灵活性和控制能力，主要工具是篮球。首先学习拍球、投篮以及传球。

（1）拍球

两脚一前一后站立，腿部弯曲，上体前倾并朝向前方；五指自然张开，掌心空出，以肩关节为轴带动肘关节、小臂上下起伏，手掌向下按压球，在球未到最高点时去按压；注意左右手都要练习。

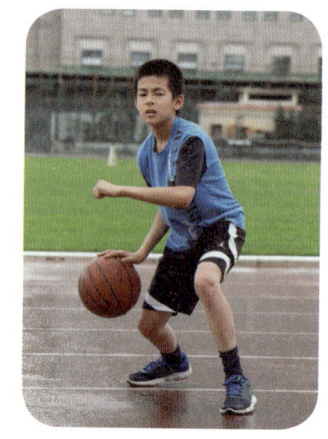

（2）投篮

可以先练习单手肩上投篮，单手持球于肩上，肘关节对准球框，手腕后屈，球的重心在中、食指上；发力时，由下至上脚蹬地开始，到膝关节、髋关节，最后到肩，顶肘向上发力，压腕，中、食指拨球。

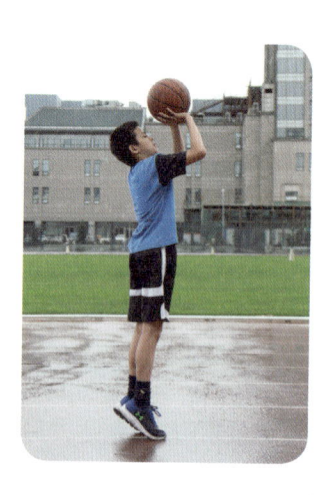

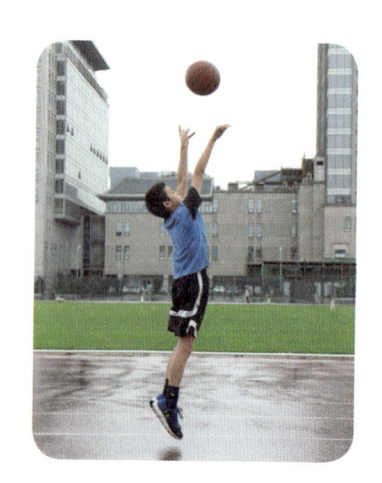

（3）传球

两人面对面，两脚一前一后站，双手持球于胸前，伸臂压腕——拨球，将球向前推送离手，尽量传直线。

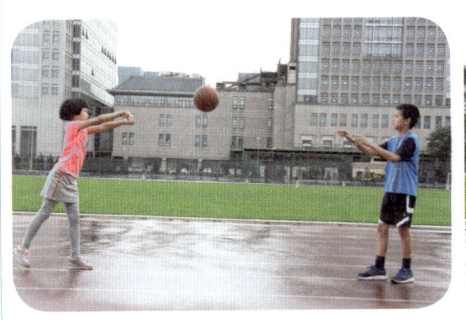

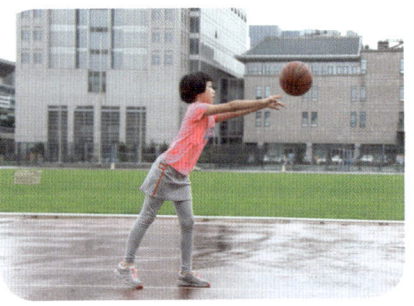

屈膝俯卧撑（上肢和腰腹肌训练）

双手与肩同宽，支撑于软垫或瑜伽垫上，背部保持平直，收腹，弯曲膝盖，将双膝放在地面上。在做俯卧撑的过程中要尽量保持躯干稳定地上下运动，每组6～10次。

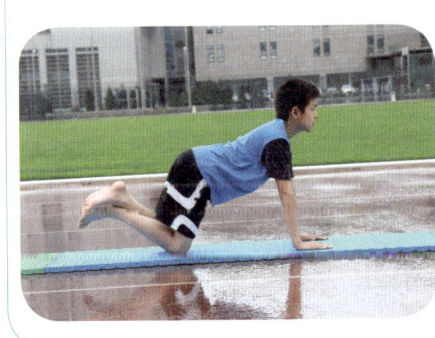

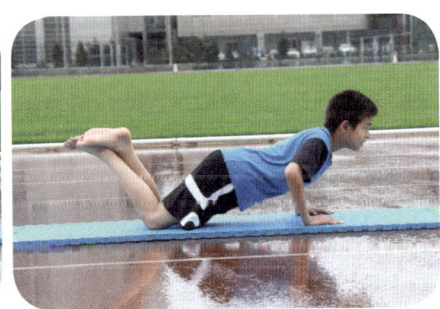

举臂提腿交错训练（腰背肌和臀腿肌肉训练）

从匍匐姿势开始，抬起右手和左脚，使用左手和右脚2个部位做身体平衡支撑，保持这一姿势。交换手脚，抬起头，面朝前方，训练时注意收紧背部和臀部的肌肉。

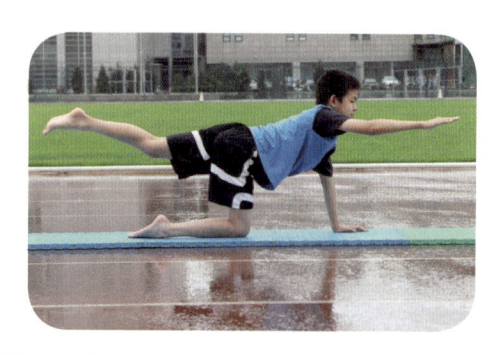

上犬式拉伸

面部朝下趴在软垫或瑜伽垫上,用双手推地向肩部靠近,从而将身体从地板上缓缓抬起,直视前方,不要将下腰背抬得过高以致不舒服。

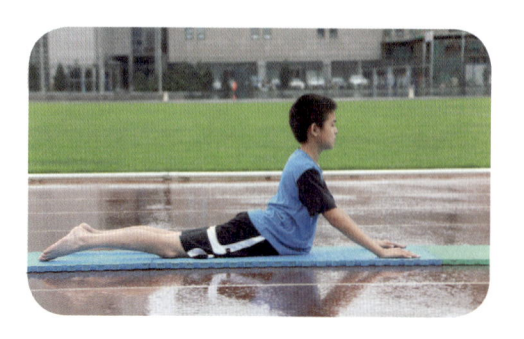

3. 运动量(运动强度、时间、次数、频率)

儿童脉搏输出量的绝对值比成年人少,但其相对值(以每千克体重计算)比成人大,年龄越小相对值越大。这就保证了在发育过程中旺盛的身体代谢所需的氧供应。这个特点说明了此时儿童的心脏能适应短时期紧张的体育活动。

儿童呼吸器官组织娇嫩，呼吸道黏膜容易损伤。肺组织中弹力纤维较少，肺间质多，血管丰富。肺的含血量较多，而含气量较少。呼吸肌发育较弱，胸廓较小，肺活量较小，体育活动中主要靠加大呼吸频率来增加肺通气量。

因此，儿童进行训练时，时间不宜过长，强度不宜过大，运动持续的时间及强度要逐渐增加，同时，应指导儿童掌握正确的呼吸方法，呼吸时要强调加深呼吸的幅度，而不是增加呼吸的频率，并注意与运动的频率（如跑步的频率）配合，以促进呼吸器官的发育。

儿童运动时，表现为活泼好动，注意力不集中。因此，儿童进行锻炼时，每种运动持续的时间不宜过长，强度不宜过大，内容和形式要做到多样化和经常变换，尽量避免单一的内容。锻炼的持续的时间应逐渐延长。

儿童的肌肉易疲劳，但恢复较快，因此，每周锻炼的次数可较多，每日一次或隔日一次均可。

4. 运动禁忌

儿童进行运动训练持续的时间不宜过长，运动量要适当，不应超过身体的负担能力。还应保证充足的休息和睡眠，并要有足够的营养和能量。

运动量不宜过大，憋气和静力性练习（如靠墙倒立、屈臂悬垂等）不宜过多，以免心脏负担过重而影响其关键时期的发展。

在进行力量练习时，应注意以下两点。第一，负荷不宜过重，并应尽可能减少憋气动作，以避免胸内压过高，而使心肌过早增厚，影响心腔的发育。第二，儿童屈肌的力量较伸肌的力量强，因而要加强伸肌的发展，以保持伸肌、屈肌间的平衡，以防止驼背的发生。

在训练中应避免超负荷和剧烈运动，如举重和三级跳等练习都不适宜，这样的运动会使骨化过早完成而影响长高。另外，儿童的骨盆未定型，要控制单脚跳跃和负重跳跃练习量。

不应过早地让儿童进行专项训练。如果进行早期专项训练则要通过合理的选材，在严格的医务监督下进行。不应过早或过急地要求儿童取得好成绩，也不应让儿童过多地参加正式比赛。

注意观察儿童锻炼后的身体反应，并询问儿童锻炼后的自我感受，以锻炼后精神状态良好、没有疲劳、没有不良感觉（头晕、恶心、食欲下降、睡眠不好等）为宜。

第三节 初中阶段（12～15岁）

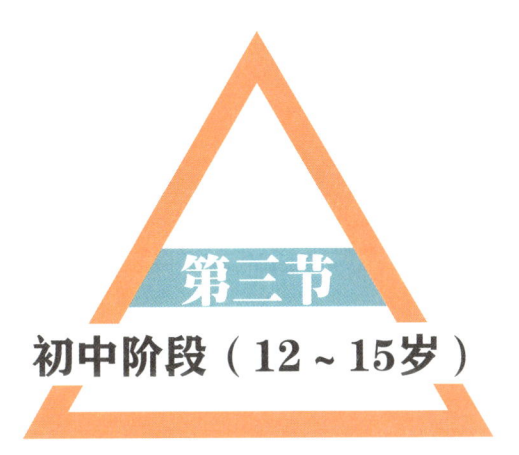

1. 发育特点

（1）身体发育的最高峰

首先，10～15岁的孩子正处于青少年早期，伴随着体内生殖系统的发育成熟，这时他们的身体开始出现明显的生理变化。由于体内的激素不断分泌，促使孩子的身体外部也发生了一系列的变化，出现了被称为"第二性征"的阴毛、青春痘，男性的胡须增多、喉结变大、嗓音变粗，女性的乳房隆起、月经来潮、脂肪增多等，正是这些变化标志着性的成熟。女孩子进入青春期，也就同时进入了生长高峰期；男孩子的生长高峰期会来得晚一些，正是因为这晚来的一段生长高峰期，让男孩子长得更高一些。

其次，初中阶段，10～14岁青少年的骨骼系统正处于发育成长期。此阶段骨组织中的水分和胶质较多，钙质较少，骨密度较薄，弹性和韧性很好，坚固性差、容易弯曲变形。到15～16岁时水分和胶质逐渐减少，钙质增多，很多部位的骨组织未完成骨化，坚固性仍较差。

此外，身高迅猛增长，骨骼发育非常快速，其中，男孩每年平均增长7~9厘米，女孩每年平均增长5~7厘米。体重每年也可增加5~6千克。特别引起注意的是女孩臀部变大，骨盆也变得宽大起来。

初三学生在经过初一、初二两年的身体快速成长、发育之后，身体素质进一步提高，外形体态上的"成人感"明显增加。这个时期的孩子，身高、体重、胸围、臀围、大脑机能、内脏器官等的发育都已接近成年人的水平了，生理上的主要变化表现为身体综合素质的提高。

（2）这一时期的运动与骨骼特点

骨骼的生长除了受内分泌的影响外，还离不开运动的刺激。与此同时，中学生的身体素质也发生着巨大的变化。

身体素质是在神经系统控制下人体活动时肌肉所表现出来的能量。如速度、力量、耐力、灵敏性和柔韧性。

首先是速度。速度的生理基础是大脑兴奋与抑制过程转换的灵活程度。脑功能的成熟，提高了中枢神经系统各部分间的协调程度和准确性。反映在器官上，同一器官各部分之间的动作迅速而准确，不同器官间的动作既快速又配合密切，这就提高了反应速度。初三学生由于脑功能已基本完善，大脑组织生长发育也趋于完成，灵敏性与速度也迅速提高。

其次是力量。伴随年龄增长，肌肉逐渐发达，力量也相应增加，到初三阶段，青少年的力量已有了相当可观的增加，并逐渐接近成年人的一般水平。一般而言，20岁左右时会达到一生肌肉力量高峰，尤其是男性的表现更为明显。

最后是耐力。耐力是人体长时间进行体力活动的能力，即对抗疲劳的能力。耐力素质也与神经系统直接有关。到了这个时期，人的大脑具备了长时间保持兴奋与抑制有节律转换的能力，使参与人体活动的各部分运动中枢间的协调性增强，对体力和精力进行合理的分配，从而减少了活动中的多余动作，延长了活动的时间，提高了活动的效率。同时，身体其他系统和器官，以及肌肉、骨骼等也为耐力素质的提高提供了前提和保证。初三时，男生较女生有了更大的肺活量和心搏量，故男生的耐力素质一般要明显高于女生。当然，这时期男生在身高、体重等外形指标上也明显优于女生了。

灵敏性和柔韧性也同样重要。灵敏性是指人体在各种突然变化的条件下，能够迅速、准确、协调、灵活地完成动作的能力，是人各种运动技能和身体素质在运动中的综合表现。而柔韧性，是指人体关节活动幅度以及关节韧带、肌腱、肌肉、皮肤和其他组织的弹性和伸展能力，即关节和关节系统的活动范围。影响柔韧性即关节活动范围的因素有：关节骨结构，关节周围组织的体积，韧带、肌腱、肌肉和皮肤的伸展性。初中时期也是发展柔韧性的好时段。

总之，骨骼发育与运动素质的提高能够相互作用、相互促进，因此这一阶段的运动方法更显得尤为重要。

2. 运动方式

此阶段是身体发育的重要时期，可以采取多种运动方式进行训练，使孩子的速度、力量、耐力、柔韧性、灵敏性得到全面发展。

可选择跳绳、短跑、游泳、体操、武术、小球类等，以锻炼孩子的身体素质，活动中还可安排一些游戏、小型比赛等，避免内容单调。不适宜进行速度耐力练习和长时间静止性用力（如举重、跑马拉松和过于紧张而激烈的比赛），要注意发展孩子的反应速度，可采用各种反应练习、频率练习、快速协调练习、短程加速跑练习等。

（1）速度锻炼

短程折返跑（15米）

在篮球场的窄边进行15米折返跑，要求每次折返时要单手触线，往返3趟为1组，共3组，组间休息2分钟。

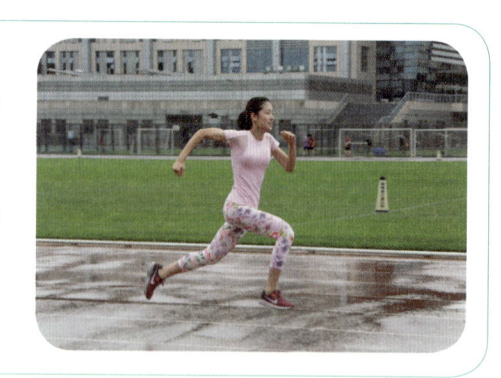

原地高频高抬腿练习（30秒左右）

先原地慢跑，然后逐渐加大抬腿高度和频率，将右膝快速抬起至腰部高度，左臂向前摆动，右臂向后摆动，左腿积极下压，足前掌着地，用踝关节缓冲，双脚快速交替重复动作。每组每侧抬腿20~30次，共3组，组间休息2分钟。

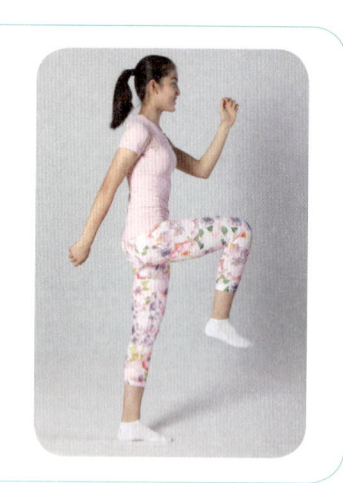

（2）力量锻炼

原地纵跳（克服自重）

上体略前倾，两臂自然下垂于体侧，两脚左右分开与肩同宽，两膝微屈呈稍蹲姿势，身体重心落在两脚之间。起跳时，两臂由后向体前上方屈臂摆动，以有力的摆臂配合提踵（脚后跟）、伸膝动作，使身体腾空而起。每组15~20次，共3组，组间休息2分钟。

深 蹲

两腿开立与肩同宽，脚尖向外15度，呈外八字，手臂平举与地面平行，掌心朝下，臀部后伸，膝关节向外，挺直腰背，收紧腹部。

屈膝下蹲，臀部往后坐，用腰腹和腿部力量控制身体缓慢下蹲至大腿与地面平行，停顿3~5秒。大腿用力上蹬，回到准备动作。每组15~20次，共3组，组间休息2分钟。

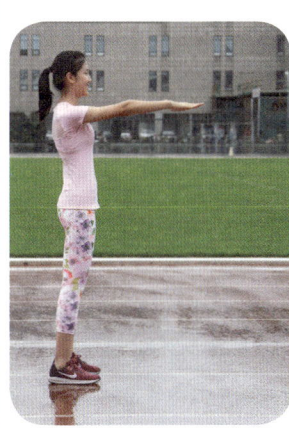

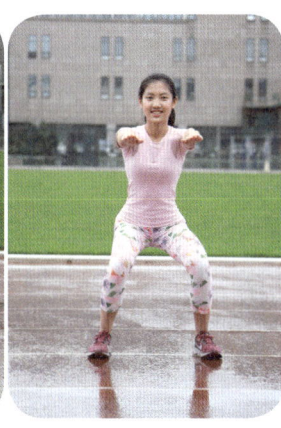

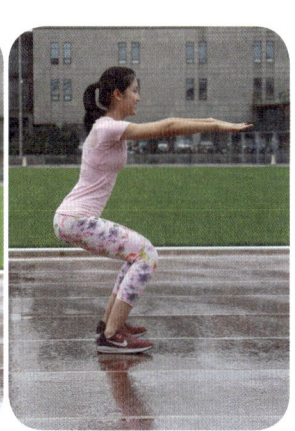

俯卧撑

双臂分开，与肩同宽或略宽于肩；双脚并拢，脚尖着地；腰腹、臀部、腿的肌肉收紧，保持脖子、背、臀及腿在一条直线上。

缓慢下降身体，双肘向身体外侧弯曲下降至胸部离地面2~3厘米，稍微停顿，用力稍快推起，使身体上移，回到起始姿势。俯卧撑可以锻炼胸部、臂部、腹部的肌肉，每组8~15次，共3组，组间休息2分钟。

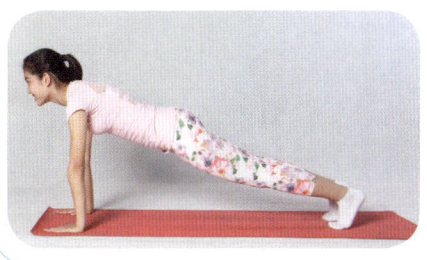

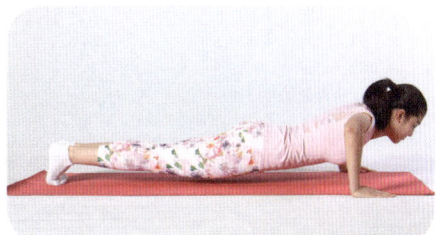

游泳

腹部贴地面趴下，双脚打开与胯同宽，双臂前伸，放置于耳朵的两侧。

抬起右臂和左腿，稍稍抬头使头部离开地面，稍作停留复位，再开始另一侧，重复8～10次，共3组，组间休息1分钟。

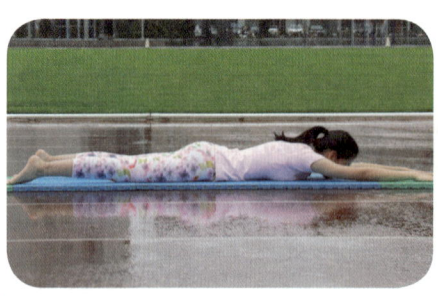

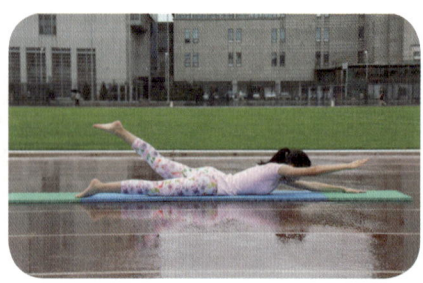

侧身平板支撑

动作方法：先侧躺在垫子上，然后用胳膊肘先把上身撑起来，注意手臂应在肩部的正下方，两只脚可以交叉支撑于地面，也可以一只脚搭在另一只脚上，然后侧抬起髋部，把身体整个撑起来。

身体一定要保持笔直，收紧臀部，不要后拱，可以每组做20～30秒，然后换另一侧。共3组，组间休息1分钟。

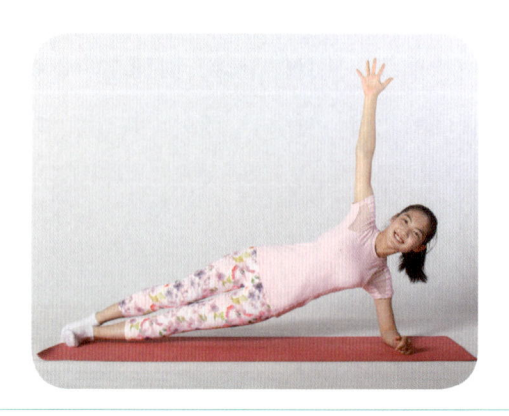

（3）耐力锻炼

耐力跳跃

跟音乐节拍做1~2分钟有节奏的跳跃（可用手势、哨子、录音、节拍器声等指挥）。共3~5组，组间休息2分钟。

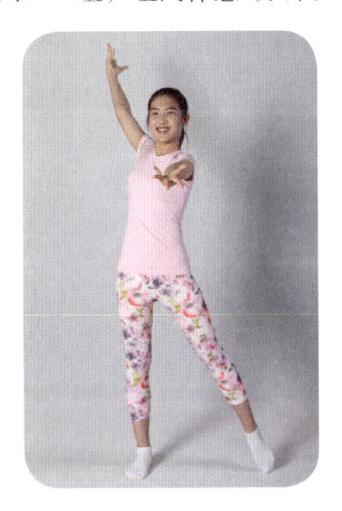

耐力跳绳（1~2分钟）

两手握绳，两臂自然屈曲，将绳置于体后，两手腕、手臂协调用力，将绳向上、向前抡起，当绳抡至头以上位置时，两手臂不停顿继续向下、向后抡绳，使绳绕身体周而复始地抡动。开始时，以两肩为轴，双臂双手腕同时用力，手臂抡绳动作比较大。技术熟练后，手臂抡绳动作可逐渐减小幅度，以两肘为轴，用两前臂和手腕配合摇绳。十分熟练后，可仅以两手腕的动作来摇绳。每组持续1~2分钟，共2~3组，组间休息2分钟。

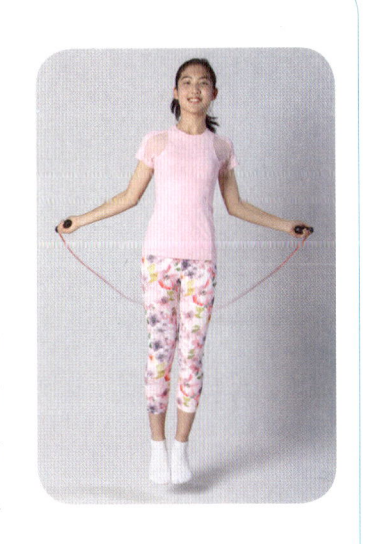

800～1000米中长跑练习

800～1000米跑是较好锻炼混合速度、力量和耐力的项目。

1. 做好热身活动拉伸后慢跑200～300米。

2. 克服跑步过程中的"极点"很重要，出现"极点"时疲劳感加剧，呼吸困难，约30秒消失，身体恢复正常耐受。

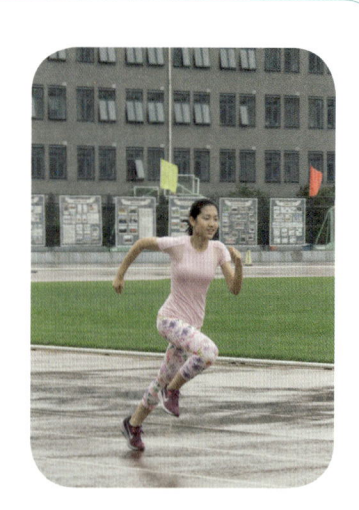

3. 跑前不宜饮食过饱，选择温暖的天气进行训练，每次1～2组，每周2～3次，组间休息5分钟。

（4）柔韧性锻炼

青少年时期是发展柔韧素质的黄金时期。这类练习项目非常多，应做好准备活动、循序渐进练习。

压肩

注意尽量沉肩，伸臂。双手放在椅背上，身体距离椅背一大步，双脚左右分开，与肩同宽或稍宽，上体前伏、挺胸、塌腰、收髋，做下压、振肩动作。每组8～10次，共3～5组。

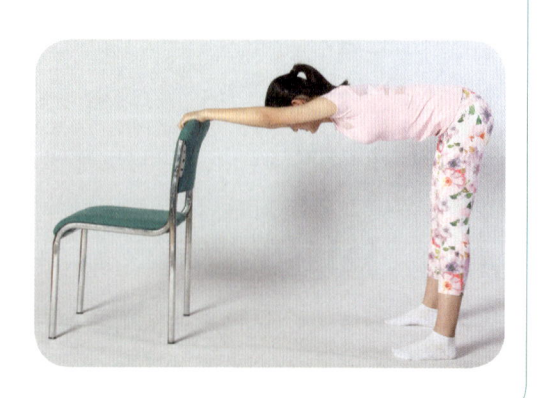

肩绕环

注意上身正直，两臂下垂，两手放在肩的两端，肘关节最大幅度地画圆，让双肩后展，做以肩关节为中心的绕环动作。向前、向后各15～20次，共3～5组。

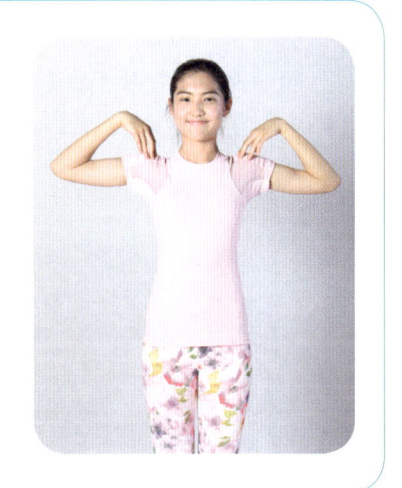

体侧屈

身体保持正直，双脚分开站立，一只手伸过头顶，然后将身体倒向另一侧，注意重心不要前移，始终保持脚跟、臀部、头部在一个平面内。每次停顿约10秒为宜，每组左右共6～8次，2～3组为宜。

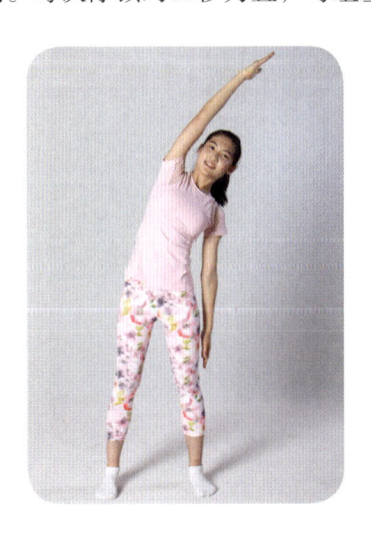

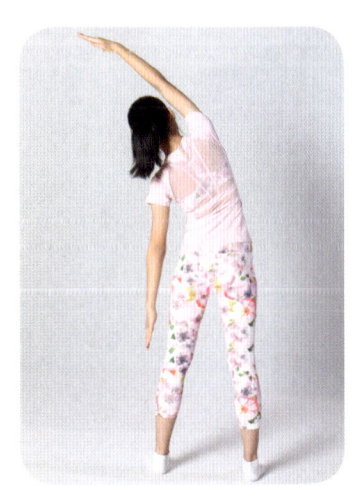

动态仰卧式膝盖踢

面部朝上躺在垫上,双手抬起一条腿向上,并使膝盖弯曲。

将抬起的腿最大限度地伸直,姿势无不适感为宜,静态1～3秒恢复起始动作,流畅地重复8～11次,2～3组为宜。

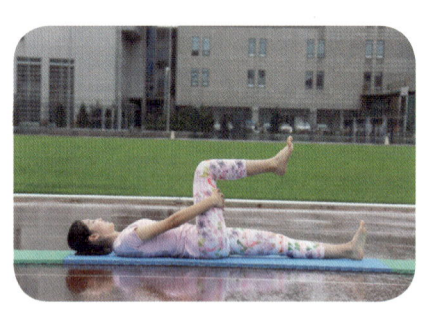

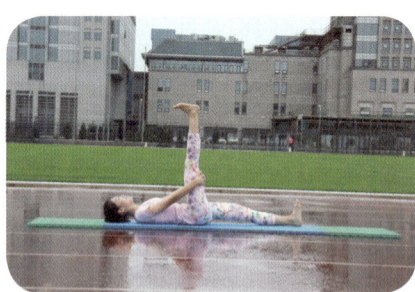

(5)灵敏性锻炼

这类练习提高快速反应、快速判断与移动或做动作的能力。

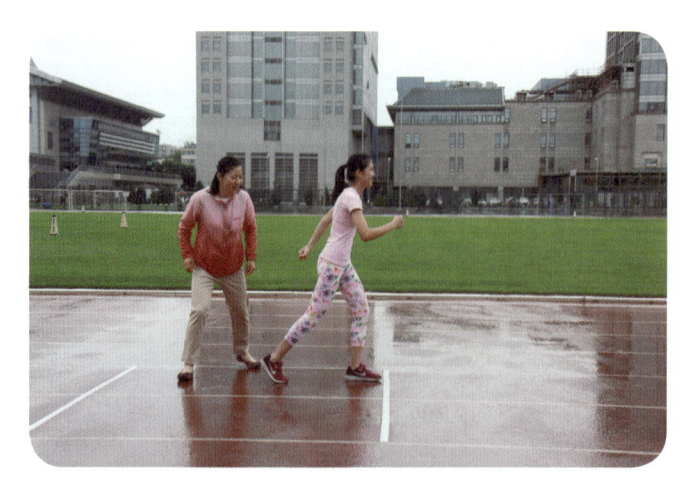

根据不同的信号、口令做出不同动作的练习。例如,家长发出信号,孩子根据信号向前跑或者向前跳,或变向跑直到终点。跑动距离15～20米,共3～5组,组间休息1分钟。

球类项目对灵敏性素质的锻炼非常有效，可以进行如足球、篮球等大球或者羽毛球、网球等小球项目的锻炼，均可以提高孩子的灵敏性素质。

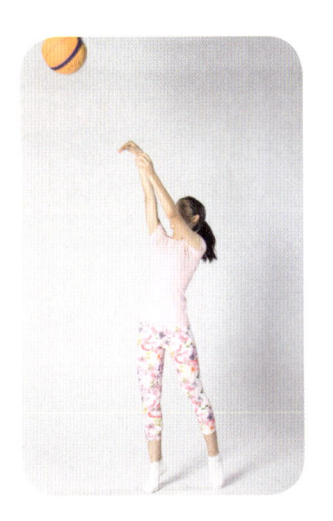

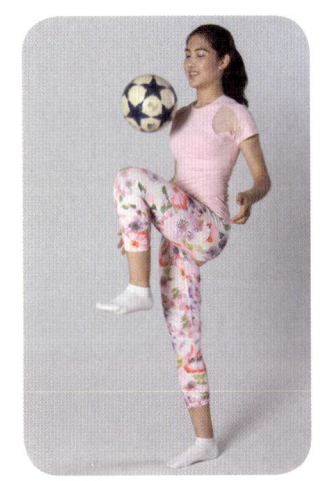

3. 运动量（运动强度、时间、次数、频率）

每天运动30~60分钟，每周5次。每次达到中等运动量。具体而言，孩子的自我感觉是掌握运动量和运动强度的重要指标，如果孩子轻度呼吸急促、自觉心跳、周身微热、面色微红、津津小汗，这表明运动适量；如果孩子有明显的心慌、气短、心口发热、头晕、大汗、疲惫不堪，表明运动超量；如果孩子的运动始终保持在"面不改色心不跳"的程度，那就说明还需要再加点量。

4. 运动禁忌

运动前要注意热身及拉伸，预防运动损伤。

进行足球运动时避免头顶球，防止对大脑产生不良影响。

避免较长时间的倒立，防止颅内压过分升高，对脑血管、视觉器官等产生不良影响。

不要进行负重跑步或跳高练习，第一防止捆绑沙袋部位血液循环受到影响，从而影响该部位肌肉的正常活动与发育；第二防止负重后使动作变形，甚至出现错误动作；第三防止由于长期负重练习，致使局部机体过分劳累，严重时出现慢性劳损。

第四节 高中阶段（15～18岁）

1. 发育特点

身　高

高中学生身高的增长已度过了快速增长期，处于缓慢增长期。从15岁开始，身高一般每年增长不到1厘米，直到20～25岁骨化完成后，骨骼不再生长，身高也就不再增长了。但骨骼的内部结构仍在变化，下肢骨在16～17岁以后骨化迅速，身高的增加主要在于下肢骨的生长，所以在青春期要看下半身的长势。脊柱的椎体一般到20～22岁骨化才完成，所以在青年期要看上半身的长势。

体　重

体重增长的特点是持续时间长，增长幅度大。高中学生随着年龄的增长，肌肉的有机物增多，水分显著减少。这一阶段，肌肉占体重的比重不断增加，肌肉力量也相应增强。一般在15岁以后，小肌肉群迅速发育。女生在15～17岁、男生在18～19岁是肌肉力量增长较为明显的时期，女生的全身肌肉力量在20岁左右、男生则在25岁左右达到峰值。随着肌肉力量的增长，高中阶段的学生体重增加也很明显。在体重的增长中，女生的脂肪增长较快，而男生的肌肉增长较快。

骨骼

高中阶段已进入青春发育中后期，身体各器官、系统的结构与功能发育基本成熟，接近成人水平。高中生骨骼的生长发育已进入稳定阶段或缓慢增长阶段。女生16～17岁、男生17～18岁四肢骨化迅速，脊椎骨到20～22岁、髋骨到19岁后完成骨化。骨化完成后，身高不再增长，在骨完全骨化前，该部位的任何过大负荷都会影响骨骼的正常生长。

肌肉

男女在肌肉生长发育和肌肉力量发展方面也是有性别差异的，15～18岁是力量增长最快的时期，男性在25岁左右、女性在20岁左右，力量达到峰值，可保持到30～35岁才开始有较明显的减退。女孩在15～17岁、男孩在17～18岁以后，肌纤维增粗，肌力明显增大。

2. 运动方式

15岁后男女生可进行较大重量的练习，动力性练习为主，可以根据自身条件做一些有氧和无氧运动，这对于学生而言，既能达到锻炼的效果，又能不对身体造成过多的负担。下面在上一节的基础上针对速度、力量、耐力三个方面加大强度进行锻炼。

（1）速度锻炼

短程变速跑（30米）

让孩子在跑道起跑线上做站立式起跑动作，待发令后立刻做加速跑，直至30米后减速，约跑70米后再一次沿着跑道加速30米，依次跑2~3圈。（根据孩子的个人能力。）

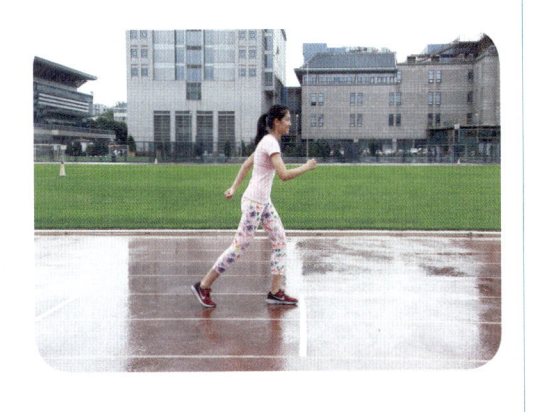

短跑练习（50米、60米、100米、200米）每组控制在3~5个往返，2~3组，组间休息2分钟。

（2）力量锻炼

平板支撑

双肘弯曲支撑在地面上，肩膀和肘关节垂直于地面，双脚尖着地，身体离开地面，躯干伸直，头、肩、背、臀以及腿部要保持在一个平面上，腹肌、盆底肌收紧，眼睛看向地面，保持均匀呼吸。每组30~60秒，共3组，组间休息1分钟。

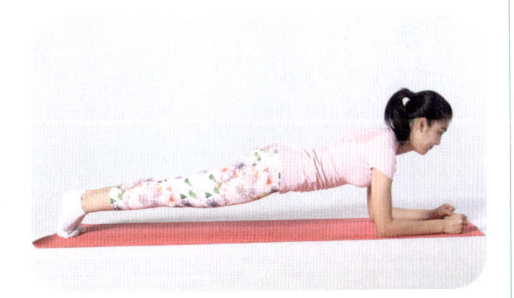

俯卧抬腿

在垫子上以双手及单侧膝盖为支撑点保持平衡。

将另一条腿缓缓向上抬起,保持2秒后放下,反复15次换腿重复上述动作,共3组,组间休息1分钟。

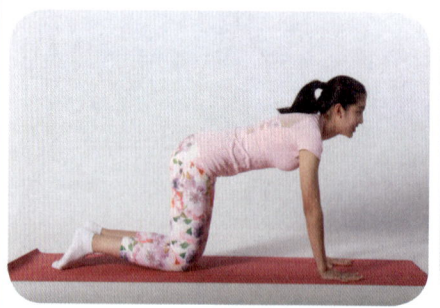

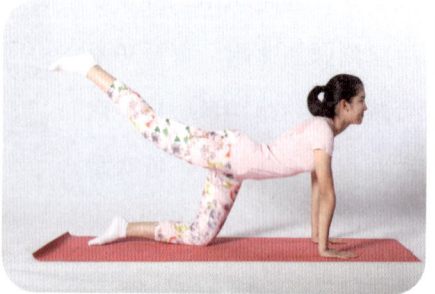

立卧撑

先采取站姿,然后弯曲腰部,将臀部向后方移动,蹲下直到双手摸到地面。

手撑地的同时腿向后伸,使头、肩、背、臀及腿部在一条直线上。

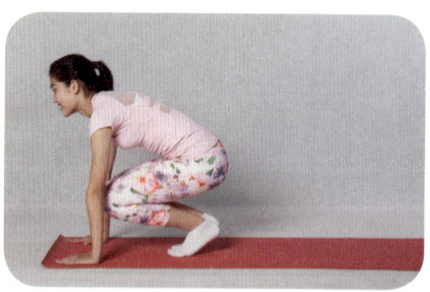

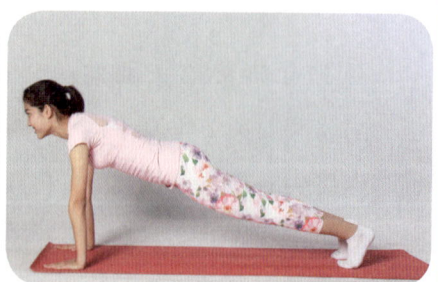

做一个俯卧撑,撑起瞬间将腿收回,回到下蹲摸地姿态。

双脚用力上跳摸高,落地后回到初始直立的姿态。接着重复上面的动作。每组10~20次,共3组,组间休息1分钟。

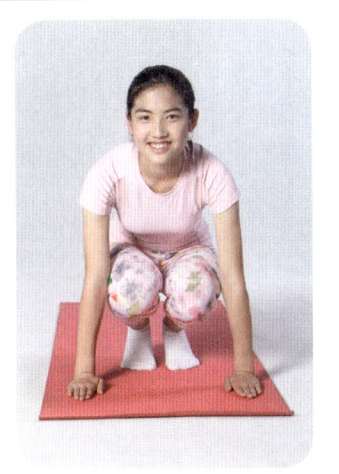

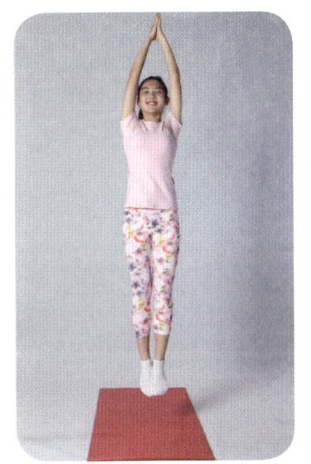

肩肘倒立

这个动作可有效地改善血液循环，增强下背部、臀部、腿部肌肉力量。特别适合亲子互动：孩子由坐位开始，向后倒肩、举腿、翻臀，家长站在孩子脚的一端，用手扶住孩子的小腿部位，随着孩子的动作缓缓向上推（如果孩子可以自主抬起，则家长跟随保护即可，不必用力）。每组30~60秒，2~4组为宜，组间休息1分钟。

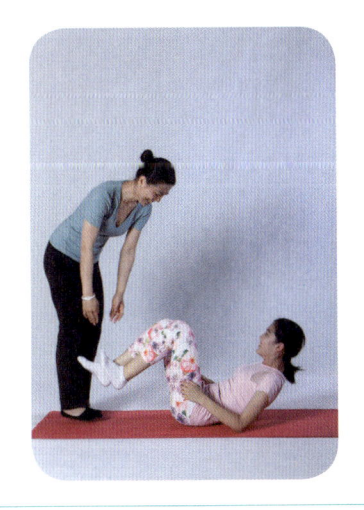

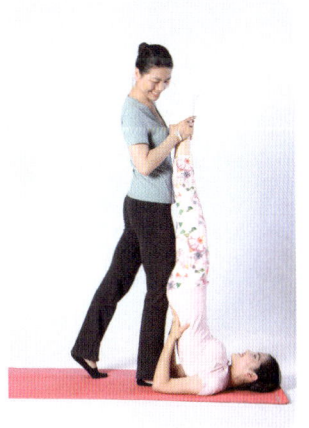

孩子：当向后滚动至小腿超过头部时，向上伸腿、展髋、挺直身体，同时两手撑腰后侧，夹肘，肘、颈、肩支撑呈倒立姿势。

家长：两手握住孩子的踝关节，两脚前后站立，重心前移跨出一小步，用膝关节和大腿前部贴在孩子的臀部和大腿部位，以保持躯干动作的稳定性，这样避免因左右摇晃对颈部的伤害，或者因腰部力量不足而动作不到位。

（3）耐力性锻炼

耐力性锻炼包括完整的篮球、足球比赛，耐力跳绳（2～3分钟）和1000～3000米中长跑练习。

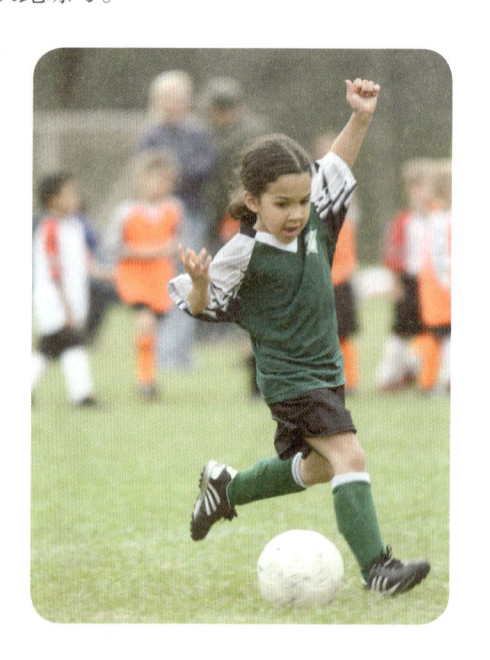

3. 运动量（运动强度、时间、次数、频率）

长期的有氧运动可以提升孩子的心肺耐力及最大摄氧量，而坚持无氧练习可以刺激肌肉增长力量，对于肌肉骨骼的成长、形体姿态的塑造很有帮助，也需要时常练习。推荐每周3次有氧练习，每次30~60分钟，两次无氧练习，每次20~30分钟。

4. 运动禁忌

运动前不要马上开始运动。一定要有练前热身、练后拉伸环节。活动一下关节，伸展一下肌肉，能有效地预防肌肉拉伤，减少运动伤害的发生。而运动后放松身体，扭扭头，转转腰，抖动四肢，消除运动带来的疲劳，有利于身体快速恢复。

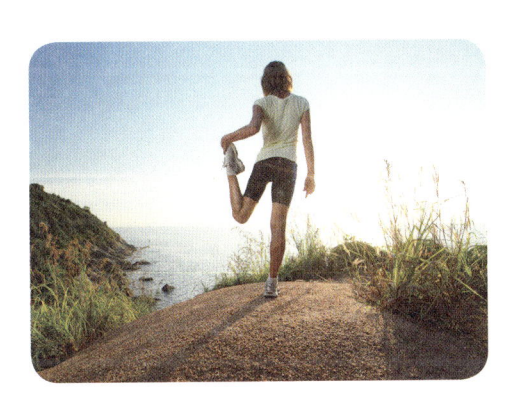

剧烈运动后不能马上休息，不然可能会引发心慌、气短、头晕眼花、面色苍白甚至休克等现象。

运动后不要马上喝水止渴，因为这样会降低胃液的杀菌作用，冲淡胃液从而影响肠胃的消化和吸收功能，如果喝水速度太快还会使血容量增加过快，加重心脏的负担，严重的话可能会出现胸闷、腹胀等现象。

运动后不要吃太多的甜食，可以多吃一些富含维生素B_1的食物，如鸡蛋、西红柿等。

运动后不可以马上洗浴，因为运动后皮肤表面血管扩张，毛孔张大，排汗增多，如果洗冷水澡会使血管收缩，机体抵抗力下降，容易感冒。洗热水澡会导致大脑和心脏供血不足，使人出现头晕眼花、休克等症状。

CHAPTER THREE

第三章

成长的烦恼之问题篇

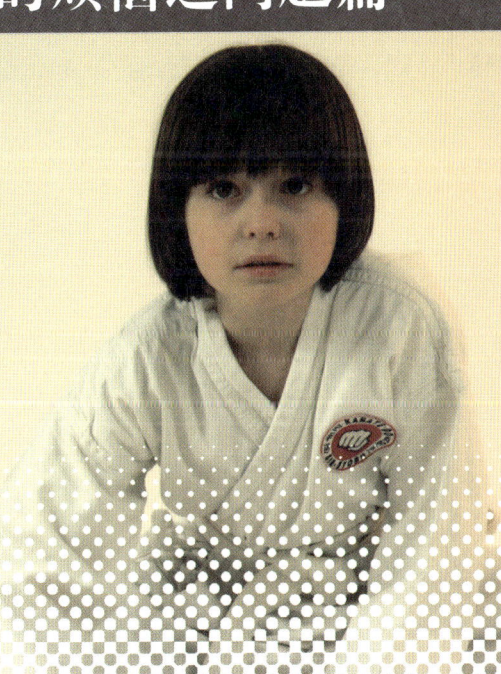

第一节
脖子向前伸——探颈

我们常常会看到有些孩子坐着或站着时，头部与躯干不在同一直线上，且下巴向上扬、颈部前伸。这种情况一定要引起家长的注意，孩子极有可能有探颈问题。探颈是由于长期低头或前趴导致颈部前伸而形成的一种不良体形特征，是青少年常见的一种身姿问题。

1. 探颈是如何形成的

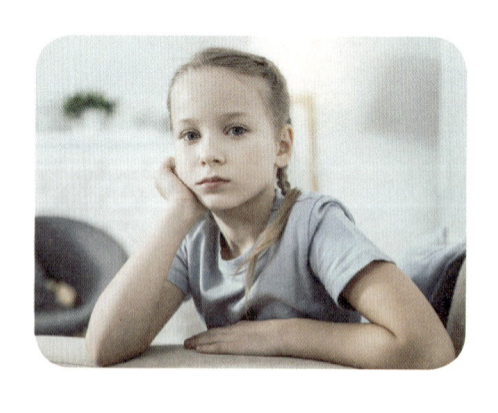

长时间低头是最主要的原因。通常情况下，低头看书、写作业，甚至是使用电子产品时，孩子很难保持标准的坐姿。这会导致身体过度前倾，头部与后背若不能在同一直线上，又会导致肌肉静态运动，使得颈前的胸锁乳突肌和位于颅骨底部的枕下肌群过度僵直。这就容易形成探颈。

不正确的背书包姿势也是导致探颈的原因之一。当孩子背较重的书包时，为了使身体平衡，他们会不自觉地向前用力，并使双肩往前收。这时脖子会使劲向前伸，头部略微前探，长期这样，也会引起探颈的问题。

早期出现的不适症状，包括肌肉僵硬、下巴无法靠近肩部以及颅底部或头顶疼痛。最终导致"探颈的发生"。如果不做早期的预防和干预，久而久之，会引起颈椎椎体的变形，造成不可逆的颈椎疾病，较为严重的甚至要手术才能治愈。

2. 如何预防探颈

保持良好的身体姿态、养成良好的学习习惯是根本。从探颈的起因中，我们不难发现，良好的身体姿态非常重要。作为家长，您是否知道正确的坐姿是怎样的？如何指导孩子塑造良好的身体姿态？

正确的坐姿是两脚于地面分开至一定的宽度，以获得更好的支撑效果；要特别注意大腿与背部的角度，至少达到90°；背部必须挺直，头部与脊柱在一条直线上，使颈部保持自然生理弯曲；肩部下沉与耳朵在一条直线上。

青少年时期是生长发育的关键期，建议尽量减少坐的时间。然而，家长矛盾的是这个阶段正是学业压力较大的时候，因此，如果必须坐着，保持身体肌肉的活跃至关重要，例如，不要靠着椅子背坐着，更不要懒散地偏向一侧坐着。事实上，保持正确坐姿对成年人也很困难，这取决于坐的时长、姿势以及肌肉的力量和柔韧性。因此，更行之有效的方法就是定时站起来活动一下身体（低年龄在20~30分钟；初高中最多不超过1小时），然后坐下时要提醒坐姿的正确性，只有不断强化才能养成良好的坐姿习惯。应当引起家长特别重视的是，久坐和动静结合是有本质差别的。这与视力的间隙调节道理一样。若长时间久坐，会导致在站立时也无法保持正确的姿势，甚至会影响走路和跑步，因为控制这些动作的重要肌肉在久坐期间会变紧缩短。

（1）控制好孩子书包的重量

书包重量应小于孩子体重的1/10，以双肩背书包为佳，并随着身高的增长调整肩带长度，书包底部不要低于孩子的腰骶部，上部不要超过孩子的双肩。如果有条件，可以选择带有负重腰托的书包，在避免书包摆动、加强稳定性的同时，也可以把书包的很大一部分重量直接传导到下肢，减少孩子脊柱的负担。

（2）教育孩子掌握正确的睡姿也同样重要

青少年每天要保证8个小时的睡眠时间，也就是每天有1/3的卧床时间，睡眠姿势不当会使颈椎周围韧带及肌肉疲劳。正确的睡眠体位应以仰卧为主，使胸部、腰部保持自然曲度，使全身肌肉放松。侧卧时双膝关节微屈，头部使用有承托力的枕头，使脊椎和颈椎在同一直线上。为了维持睡眠时脊椎段的生理曲线，枕头高度要适中，形状以中间低两端高为宜，并保证颈部下方与枕头贴合不悬空。

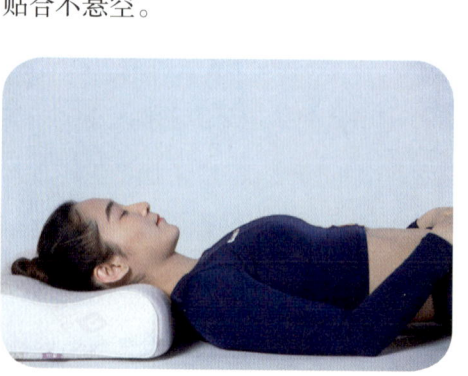

> **知识窗**
>
> 拮抗肌是一块肌肉伸缩或完成动作时另一块发生与之相反方向运动的肌肉。即运用一组肌肉完成某个动作时，紧缩的拮抗肌将为完成这一动作提供阻力。因此，如果能够利用好拮抗肌，会使运动变得更高效。

预防与干预探颈可以分为两步，即先做拉伸放松僵直的肌肉，然后加强对应的拮抗肌的力量，以保持动作的平衡。

3. 针对相应的肌肉进行拉伸能缓解探颈状态

在早期出现探颈状况时,应当如何拉伸颈部的肌肉缓解僵直带来的不适症状?

枕下肌群拉伸

动作步骤:

(1)坐姿或站姿,双手交握,十指相扣,置于枕骨部位。

(2)用拇指推压颅底正下方的肌肉。头部慢慢向前伸,拉伸肌肉10秒。

(3)头部发力往手掌方向顶,产生抗阻力,坚持10秒后放松。

组数:共3组,组间间隔30秒。

注意事项:头应该向下伸,而非向前伸;若颈部有疼痛感或轻微晕眩,请停止该动作。

胸锁乳突肌拉伸

动作步骤:

(1)站直,将一侧下巴最大限度地朝斜下角腋窝位置牵引。

(2)用同侧手将头轻轻压向腋窝。

(3)保持拉伸20秒,再拉伸另一侧。

组数:共3组,组间间隔30秒。

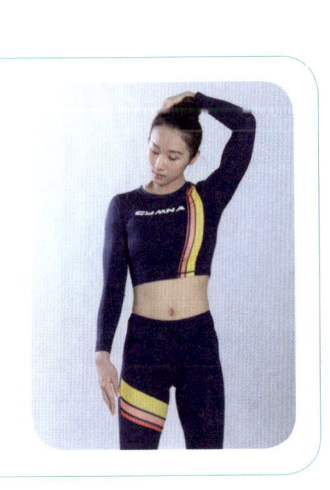

注意事项：拉伸过程中直视前方并保持下巴抬高。

斜方肌拉伸

动作步骤：

（1）站直，将一侧耳朵向肩膀靠近。

（2）用同侧手将头轻轻往下拉。

（3）保持拉伸20秒，再拉伸另一侧。

组数：共3组，组间间隔30秒。

注意事项：拉伸过程中直视前方并保持下巴抬高。

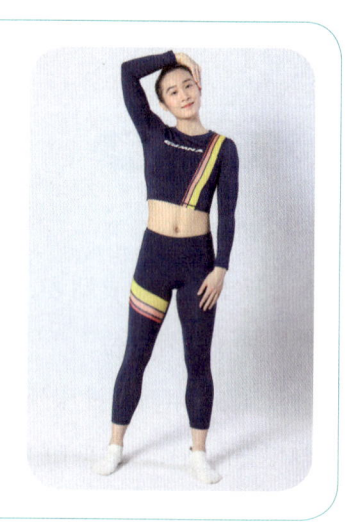

4. 使用有效的肌肉力量训练加以巩固

要想矫正孩子的探颈，除了解决姿势问题外，还要加强体育锻炼。增强背中部和颈前部的力量能够有效缓解探颈。下面介绍一些矫正探颈的体育训练，这些训练能够轻松在家完成，通过这些动作，能够有效缓解孩子的探颈问题。（注：确诊者须在医生的指导下进行运动矫正。）

猫 式

双膝跪地，双手伸直手掌贴地，双手双膝保持与肩同宽，后背平直。

慢慢弯曲脊柱，下巴往胸口缩，呈猫式拉伸，坚持15秒。

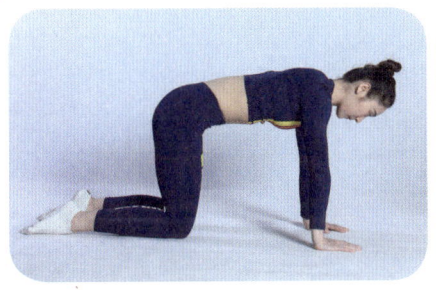

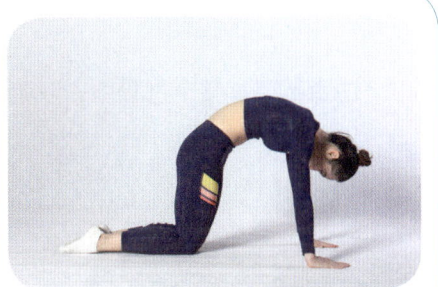

放松弯曲的脊柱，慢慢抬头，抬高下巴至最高处并凹背，呈牛式拉伸，坚持15秒。缓慢恢复至初始动作，放松休息。

训练目的：锻炼竖脊肌，加强颈部灵活性。

组数：共5组，组间间隔20秒。

注意事项：其间不要塌腰，感受背部颈部的挤压。避免过快地弓背或凹背。膝关节有损伤者不做。

头肩抬举

（1）脸朝下平卧，双手放在背后。

（2）向后拉直双臂，并抬起头及肩膀坚持2秒。慢慢放下头及肩膀，还原成预备姿势。

训练目的：锻炼颈部、背部肌群。

组数：连续10次为一组，

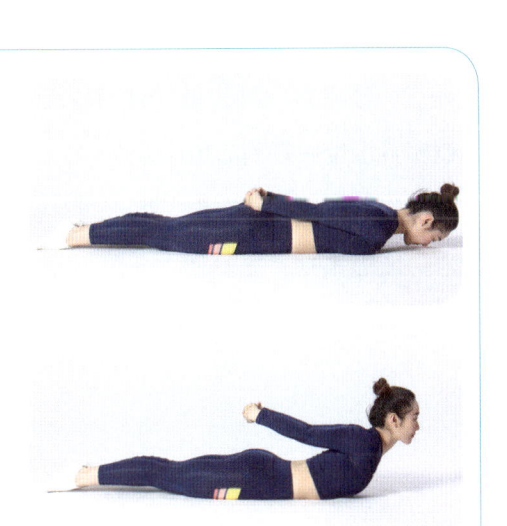

共3组，组间间隔30秒。

注意事项：整个过程中，双眼朝下看，以免扭伤脖子。

哑铃耸肩

训练目的：锻炼斜方肌上部。

（1）两腿开立，两手各持哑铃于体侧，拳眼朝前。

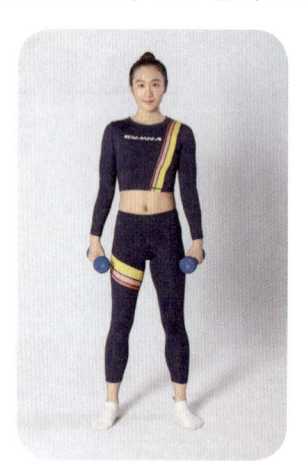

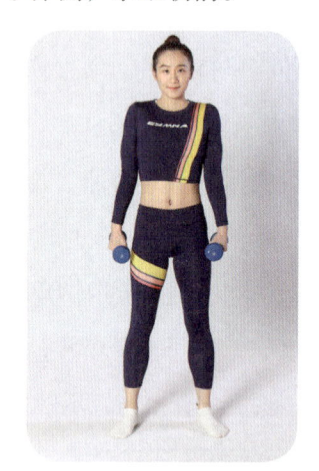

（2）吸气后屏住呼吸，以斜方肌收缩，双肩垂直向上耸起，至最高点，停顿2~3秒，做"顶峰收缩"。呼气，再以斜方肌的张紧力控制哑铃缓慢回复到起始位。

组数：连续10次为一组，共3组，组间间隔30秒。

注意事项：垂直向上耸肩，用力要慢，两臂要伸直，肘关节不得弯曲。

第二节 腰背挺不直——驼背

脊柱的正常曲度具有保持人体良好姿态以及缓冲的作用。曲度减小会使脊柱的缓冲作用减少,使得孩子容易受伤。曲度过大则不利于脊柱、胸廓和内脏器官的正常发育。驼背是一种比较常见的脊柱变形,是胸椎后凸所引发的形态改变,它不仅影响孩子形体美观,严重的还会影响孩子的运动能力和健康水平。我们可以通过观察孩子后背脊柱有无侧弯的方法来检查,也可以去医院拍胸椎的正侧位X光片进行识别。

我们一般定义"脊柱胸段过于后凸,头部前倾,颈曲深度超过5厘米以上"为驼背。

驼背会给孩子带来许多危害,轻则会造成孩子肩关节疼痛、颈椎疼痛,重则会出现上肢麻木、头痛、颈椎生理曲度改变,甚至会影响到孩子心肺功能的健康发育。

1. 驼背是如何发生的

力量发展不平衡。如果孩子缺少一定的体育锻炼,会影响骨骼和肌肉的发育,骨骼发育不良、肌肉力量差,极易形成驼背。日常生活中,青少年较少有动作需要用上背部的肌肉发力，更多的是做一些手臂往腹侧用力的动作，这会导致青少年腹侧和胸部的力量发展比背部力量发展更加明显。胸小肌过于紧张，同时背部肌肉过于松弛是导致含胸驼背的主要原因，因为胸小肌是连接在肋骨和肩胛骨上的，胸小肌紧张就会拉扯肩胛骨向前，形成驼背的姿态。

习惯性的姿势不良。 不良的站姿、坐姿容易导致孩子形成不良的身体姿态。青少年正处于生长发育期，骨质中无机盐较少，骨骼比较柔软，如不保持正确的姿势，就容易造成畸形。例如，有的孩子习惯长时间低着头弯着腰看书写字，长时间的含胸久坐会造成胸前侧肌肉群组织变得短缩，而后侧肌肉群组织变得过度拉长，使脊椎的受力失衡，进而前侧肌肉群的张力导致驼背的发生。还有过重的背包也可能导致腹侧肌群强于背部肌群，造成驼背。此外，不自信的心理也是造成儿童青少年驼背的重要原因。

营养不良。 营养物质是保证青少年生长发育的物质基础，孩子正处于长身体的关键时期，每天都需要摄入一定量的营养，包括供给热量的蛋白质、脂肪、糖类和调节生理功能的维生素、水、矿物质、膳食纤维。长期营养不足不仅会导致各种营养缺乏症，还会影响孩子的正常生长发育。如果孩子体内构成骨骼主要成分的钙、磷等微量元素不足，就会影响骨骼的正常发育，易引发软骨病，造成驼背。

2. 如何预防驼背

加强体育锻炼。 要养成孩子体育运动的习惯。经常参加体育锻炼，可以加强孩子的肌肉力量，使骨骼更加坚实，关节更加灵活，促进肌肉力量的平衡发展。同时，由于运动时全身各器官要相应地配合工作，如心跳加快、呼吸加强等，以便有充足的血液和氧气供给全身各器官和肌肉活动的需要，这也使内脏器官的机能得到改善和加强。

养成良好的习惯。 要督促孩子"站有站相,坐有坐相"。端正身体姿态,无论站立、行走,胸部都要自然挺直,两肩自然向后舒展。行走时尤其要注意身体重心平稳,上身正直,这样不仅可以预防驼背,而且美观大方,显得身体健康、充满活力。另外,看书时要挺直腰背,保证眼睛与书桌距离30厘米。

预防营养不良。 要在孩子的日常膳食中注意营养物质的搭配,预防营养不良。在摄取的各种物质中,要尽量选择能提供足够热量的食物,同时,要确保有充足的维生素和人体所需的微量元素,做到营养合理、膳食平衡。

3. 驼背可以通过运动矫正吗

答案是肯定的。一般青少年时期有驼背现象的孩子病情不会太严重,通过"牵伸"及加强肌肉力量即可矫正。青少年的驼背多属机能性的,多因肌肉疲劳所致,韧带和肌肉还无形态上的改变,比较容易矫正。即使孩子的驼背程度较严重,体育锻炼也能对驼背起到一定的矫正作用。对于孩子出现的驼背现象不可忽视,驼背的矫正应该越早越好。

(1) 预防驼背的拉伸练习

胸大肌拉伸

动作步骤: 站立时将右前臂紧贴在墙面上,右脚向前迈一小步,直至胸和肩前侧肌肉群感到牵拉感。通过手臂上下移动来牵拉胸大肌。再拉伸另一侧。每次15~30秒,共3~5组。

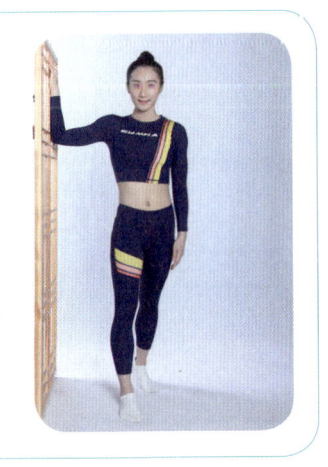

胸部的扩张

动作步骤：手指放在耳朵旁边，将肩胛骨紧紧挤压在一起，并将肘部向后拉，持续1~3秒，肘部回到耳前，同时释放拉伸。连续、可控制、流畅地重复10~12次，共3~5组。

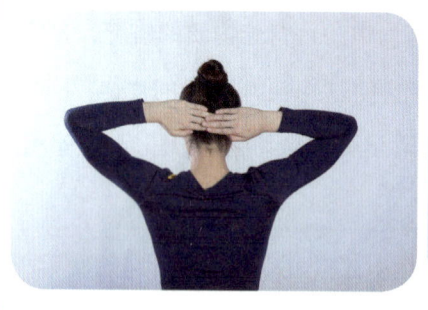

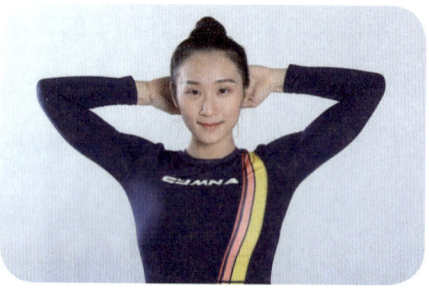

胸肌伸展

动作步骤：站立，双手于背后交握，掌心朝外，当抬高手臂向外离开身体时，将肩胛骨靠在一起，手肘保持伸直；可以将手臂恢复到起始位置前静止15秒钟，重复3次为一组，3~5组为宜。

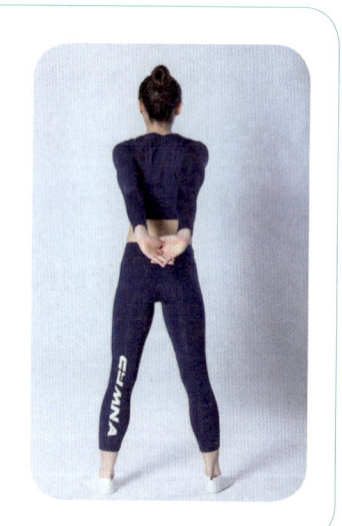

垫背睡

动作步骤：平躺并在背后垫一高枕，全身放松，持续5分钟。

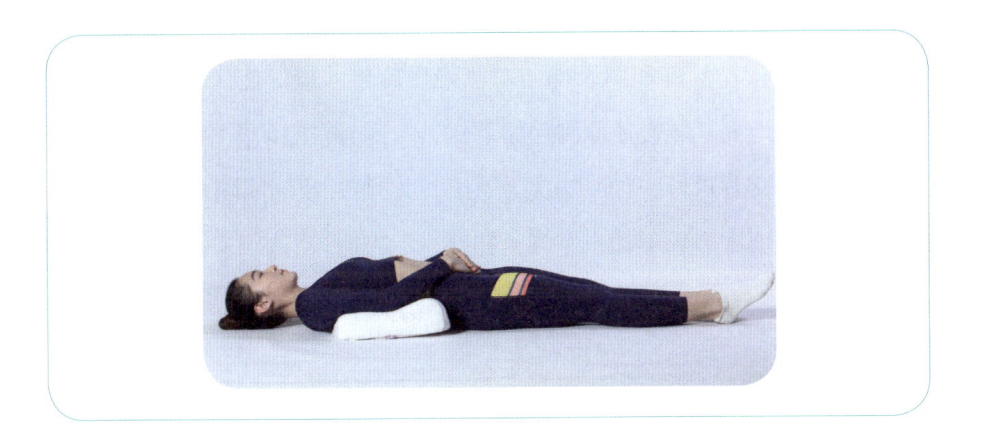

（2）预防驼背的力量练习

加强背部肌群（中下斜方肌、竖脊肌、背阔肌、三角肌、肩胛提肌、菱形肌）的力量可以防止驼背的发生。针对这一原理，可采用以下体育运动来矫正（注：确诊者须在医生的指导下进行运动矫正）。

俯卧转体

训练目的：增大脊柱的旋转活动度，激活脊柱旁多裂肌、回旋肌、竖脊肌。

动作步骤：

①俯卧、双手交叠，前额贴住于背。

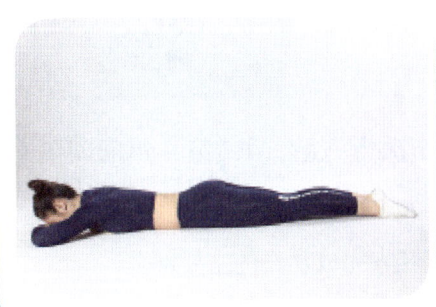

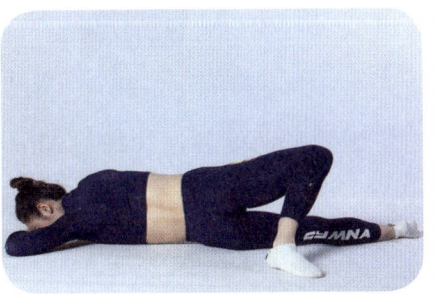

②右脚带动髋部和躯干部向对侧慢慢旋转,最好能让右侧脚掌完全踏在对侧地面。缓慢还原到起始动作,左侧与右侧动作相反。

组数:交替进行,12~20次为一组,共3组,组间间隔1~2分钟。

注意事项:肩部不动;左侧腿伸直,不离地。

俯撑转体

训练目的:增大脊柱的旋转活动度,激活脊柱旁多裂肌、回旋肌、竖脊肌等。

动作步骤:

①双掌双膝支撑身体,躯干重力平均分布在四肢。

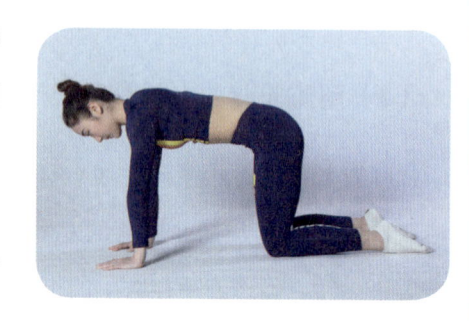

②左侧手指贴住耳朵,左侧肘关节往右侧下方慢慢预先下降,到了下降极限再将左侧肘关节慢慢向外、向上抬到最高点。

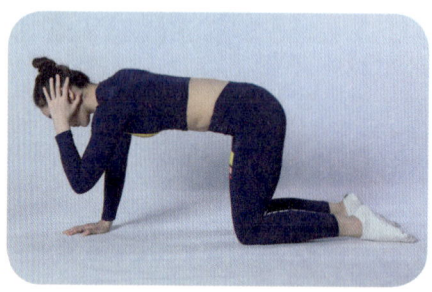

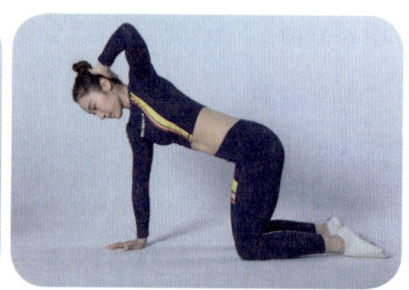

组数:两侧各连续练习10~15次为一组,共3组,组间间隔1分钟。

注意事项:骨盆不动,以脊柱旋转来完成动作的主要部分。

举杆下蹲

训练目的：增大胸椎段活动度。强化上背部肌群以及腿部力量，锻炼菱形肌、竖脊肌、多裂肌、中斜方肌。

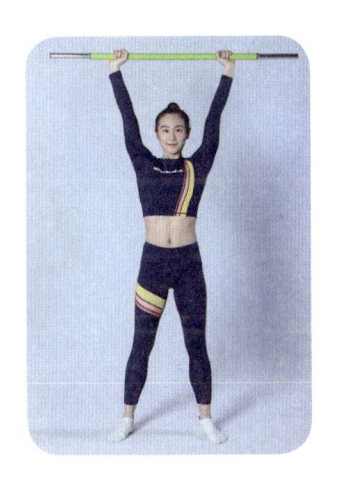

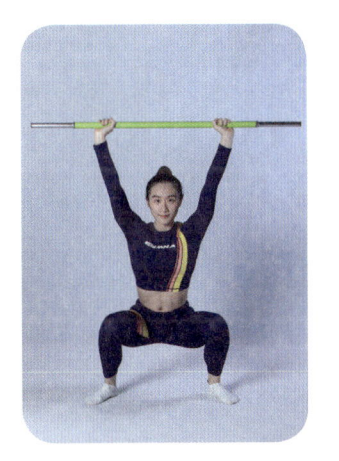

动作步骤：

①双脚开立，略宽于肩；两脚平行，脚趾向前，保持脊柱伸展，收腹，下巴微收。双肩侧平举，屈肘90°，掌心朝下握住杆子（杆子重量很轻）后，双手举过头顶，完全伸直。

②脚跟不离地，缓慢下蹲，保持杆子一直在头的正上方；膝关节不内扣，与脚尖方向一致。

组数：保持该姿势，30～60秒为一组，共3组，组间间隔30秒。

哑铃划船

训练目的：加强背部肌群力量，锻炼背阔肌、大圆肌。

动作步骤：

①单腿屈膝，跪于长凳之上，同侧的手支撑着身体，另一只手

握哑铃。上体前倾并固定，收腹、挺胸，腰部挺直。弯腰并使背部拱起，保持下半身稳定。

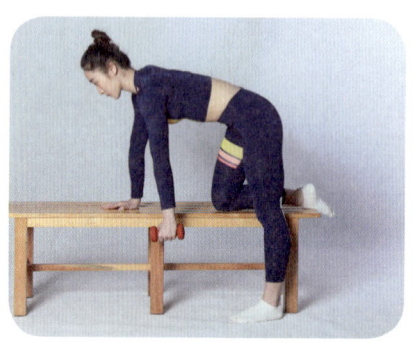

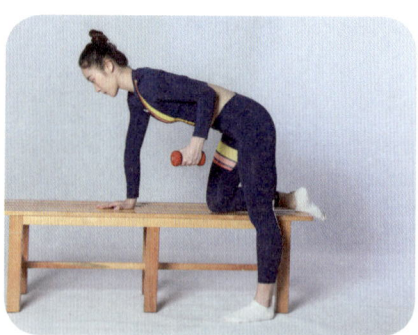

②运动过程中握哑铃的手臂紧贴身体一侧，上拉至最高点的极限位置，感受背阔肌充分收紧，在最高点短暂停留2~4秒后缓缓下落至大臂与地面垂直位置，手肘微屈。再做另一侧。

组数：连续8~15次为一组，共3组，组间间隔2分钟。

注意事项：注意有意识地收缩背部肌肉，而非手臂肌肉。在运动过程中身体不要晃动扭转，运动时保持左右对称，避免腰椎受到伤害。

屈腿硬拉

训练目的：加强背部和臀部、腿部的肌肉。

动作步骤：

①双脚与肩同宽呈八字形站立，杠铃放体前。

②屈膝俯身，双手正握杠铃，握距略宽于肩，头稍抬起，挺胸，腰背绷紧，翘臀，上体前倾约45°，将重心移到腰部（停滞约3秒）。

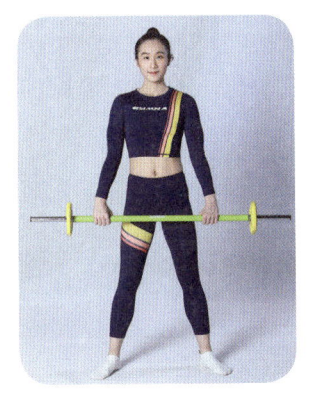

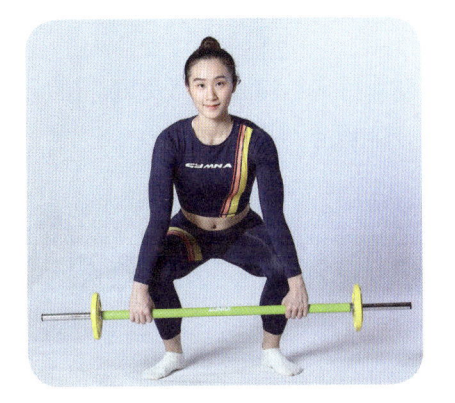

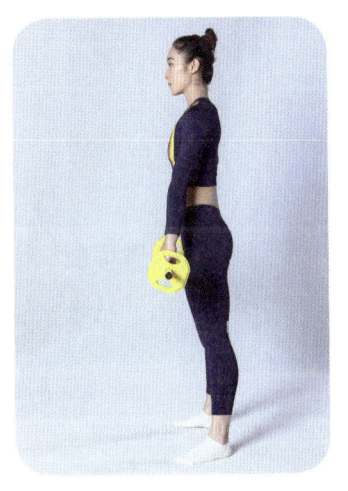

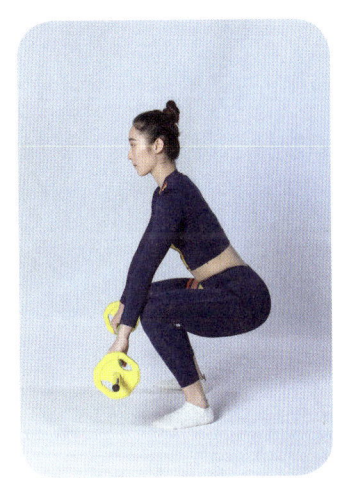

③臀腿肌用力伸膝提铃,稍停(约3秒)。

组数:8~15次为一组,共3组,组间间隔2分钟。

注意事项:腿部不要过于伸直或弯曲。动作要平稳,提杠铃时不能含胸弓腰,双肩尽量外展,抬头、腰背要绷紧,上体始终保持张紧状态。提拉杠铃至极限时腰背不要后仰,屈膝下降杠铃时不让其触及地面。

俯卧侧平举

训练目的：增强背部及肩部肌群力量，锻炼三角肌、背阔肌、斜方肌、冈下肌、大圆肌。

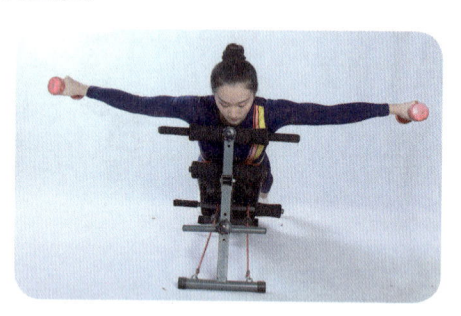

动作步骤：

①俯身，两脚开立比肩稍宽，臀部后移，上体前平屈，头部前探，两眼前视，两手分握哑铃垂于胸前。

②背脊肌群收缩发力，同步向两侧提肘张肩和举臂挥腕，尽量高举哑铃于双肩连线以上，使背部中间肌肉有明显紧缩的感觉，控制静停，令脊背肌群极度收缩。然后逐渐用"摊开"背部的方法让哑铃慢慢下落还原。

组数：重复8～15次为一组，共3组，组间间隔2分钟。

注意事项：注重动态中的稳健动作，不能利用摆臂的力量完成动作；尽量减少腰部的摆动，注重集中在背肌收紧。

第三节

两肩不一样高——脊柱侧弯

1. 别不把脊柱侧弯当回事

您有无检查过孩子两肩是否等高、后背两侧是否平齐？对于孩子脊柱发生的变化，很多家长会误认为是发育过程中由于外部原因造成的一种正常现象，比如，书包人重或因个子高而不自觉地低头、驼背造成双肩不等高。即使有些家长发现了孩子的异常，也错误地认为这种侧弯现象会随着孩子的生长发育而自行矫正。此外，还存在很多孩子自己发现了异常，却因为不了解病情或木引起足够重视没有告诉父母的情况，导致耽误了病情的治疗和矫正。

需要引起家长重视的是，脊柱侧弯可以致残，须认真对待。一般由于先天或后天的原因，有些孩子的脊柱在发育过程中出现一个或多个脊椎偏离背部中线向两侧凸出的情况。脊柱侧弯是一种病理状态，它是由脊柱骨骼的畸变导致与之相连的结构产生变形，就像一棵树干变形的树一样，侧枝也会无法正常生长出现不同程度变形。一般来说，脊柱侧弯会在不同程度上影响孩子的体形，严重者可影响孩子的心肺功能，甚至累及脊髓，造成截瘫。这种看似单纯的脊柱疾病，不但会引起身体的变形，还会影响呼吸和心跳。

由于长久的身体畸变可能会使儿童的心理发生异常，出现自卑自闭的消极情绪，对孩子的正常社会交往造成一定的阻碍。只要父母平时多留意一些孩子的后背，脊柱侧弯不难被发现，面对儿童脊柱的变化，家长千万不可疏忽！

2. 如何检查孩子是否有脊柱侧弯

脊柱侧弯的诊断并不难，前往医院拍摄一张清晰的脊柱全长站立位X线片即可。在孩子脊柱侧弯发生初期，家长需要留心多加观察。正常的脊柱从后面看应该是一条直线，并且躯干两侧对称。如果发现小孩双髋部不等高、腰部不对称、一侧肩膀比另一侧明显突出或"增大"、领口不平、女孩双乳发育不均等现象，便需要引起重视。其他类型的脊柱侧弯还可能会出现躯干部大小不等的牛奶咖啡斑、背部异常毛发等。以上这些都可以作为脊柱侧弯早期诊断的信号。

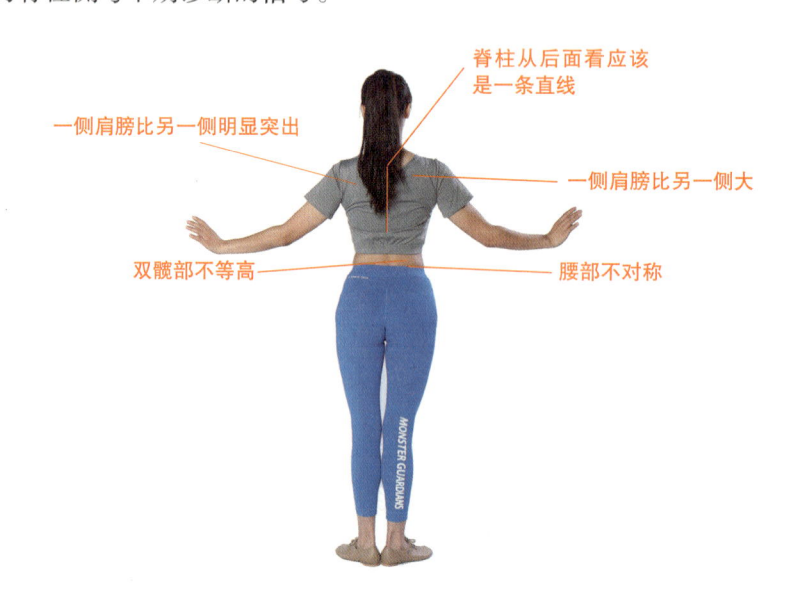

还有个简单的检查方式——弯腰试验：先让孩子脱掉上衣，双脚站在平地上，站直。将双手掌对合，置双手到两膝之间，逐渐弯腰，家长坐在小孩后方，双目平视，观察孩子双侧肩膀是否等高，如果发现一侧高，则表明有脊柱侧弯的征象，此时首先应引起足够的重视，及时前往医院咨询有经验的医生，从而尽快明确诊断。

3. 如何纠正孩子的脊柱侧弯

青少年脊柱侧弯有多种类型，不同类型的脊柱侧弯对应的疗法也不同。所以当孩子确诊为脊柱侧弯时，请及时带孩子找专业医生进行治疗矫正，千万不要自行治疗，以免加重病情。

青少年脊柱侧弯患者多为特发性脊柱侧弯，治疗方法大体上可分为非手术治疗和手术治疗两大类，由于脊柱手术风险大，操作难度高，术后并发症较多，所以早期病例多采用非手术治疗。对处于生长发育阶段的青少年来说，运动矫正相对其他方法简单易行，通过改变脊柱两侧的不对称应力，来达到控制脊柱侧弯的发展的目的。此外，运动可提升孩子的协调性、脊柱的本体感觉和运动控制，且不会增加侧弯的进展，是青少年特发性脊柱侧弯早期治疗的最佳方法。

从小做起，预防侧弯。 要预防脊柱侧弯，青少年首先应注意保持良好的坐姿和站姿。其次，当脊柱存在不稳定性时，孩子患脊柱侧弯的概率会大增，所以保持孩子脊柱的稳定可以有效预防脊柱侧弯。针对青少年的上、下腹和腰背肌的肌力进行强化训练，使其在脊柱周围形成一道强而有力的"屏障"，可以增强维持脊柱正常姿势的肌肉，调整脊柱两侧的肌肉力量的平衡，从而达到增强脊柱正常生理曲线、维持和矫形的目的。（注：确诊者须在医生的指导下进行运动矫正。）

伸展运动

训练目的：使脊椎伸直。

动作步骤：

双腿直立分开，与肩同宽，双臂高举。

尽可能向后弯曲，保持双臂与上半身在一条直线上。

保持不动，深呼吸，持续10～20秒后腰部挺直，恢复原状。

组数：共5组，组间间隔5秒。

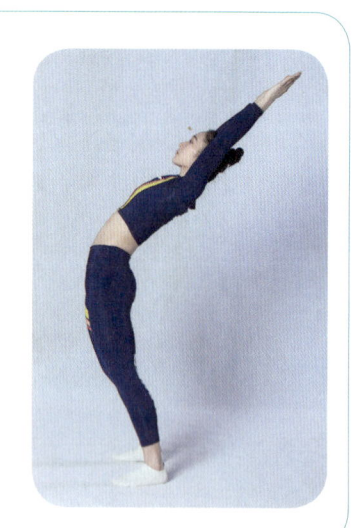

单杠悬垂

训练目的：放松脊椎。

动作步骤：

双手向上伸直与肩同宽，掌心向前。

竖直上跳，握住单杠，使脚尖离地，身体自然下垂，保持1分钟。

组数：共3组，组间间隔1分钟。

注意事项：落地时脚尖先着地，注意屈膝缓冲。

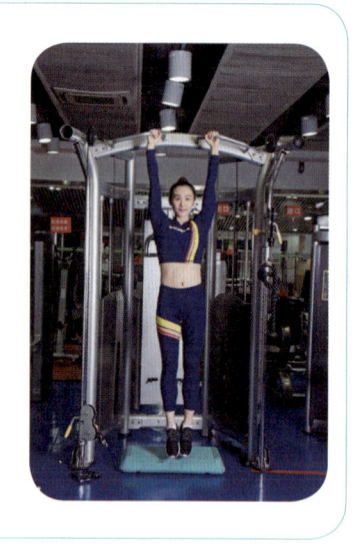

俯卧两头起

训练目的：锻炼颈部肌群及下背部核心肌群，增加平衡。

动作步骤：

（1）俯卧在垫子上，手臂伸直放在身体前方，双腿伸直。

（2）吸气的同时双手双脚同时向上抬起，至最高点停顿2~3秒。

（3）呼气并缓慢恢复至初始动作。

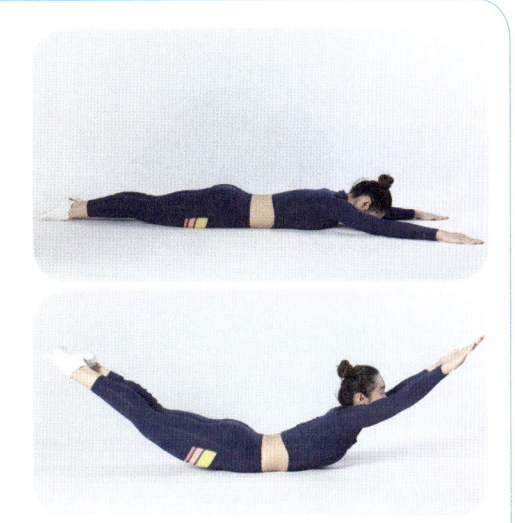

组数： 连续12~15次为一组，共3组，组间间隔1分钟。

注意事项： 不能利用爆发力来做，而要慢慢地让腹部肌肉发力带动手臂和腿上抬。此外，也要注意头部不要使劲向后仰，而是跟随上半身一起抬起。

跪姿抬腿

训练目的： 锻炼背部肌群。

动作步骤：

（1）双膝跪地，双手伸直手掌贴地，双手双膝保持与肩同宽，后背平直。

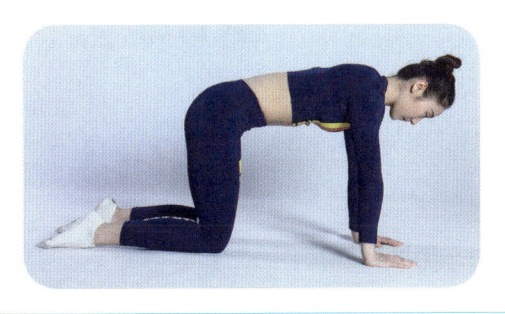

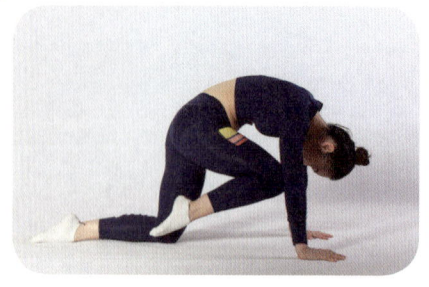

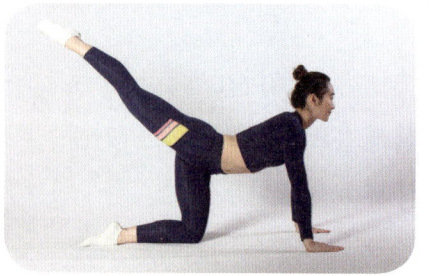

（2）背部弓起，头下垂，弯曲右膝，尽可能地内收下颌，坚持5秒。

（3）将右腿打直向后向上伸展，使背部下沉，坚持5秒。

（4）将右腿收回以同样方式弯曲、伸展左腿。

组数：每侧弯曲伸直5~8次为1组，共2组，组间间隔1分钟。

注意事项：整个过程中不要扭动臀部，动作放慢一些。

"五点"式

训练目的：锻炼腰部及背部肌群。

动作步骤：

（1）仰卧在垫子上，手臂伸直放在身体两侧，双腿弯曲。

（2）双肘部顶住垫子，腹部及臀部向上抬起，依靠头部、双肘部和双脚这五点支撑起整个身体的重量，坚持20~30秒。

（3）腰部肌肉放松，放下臀部。

组数：共3组，间间间隔15秒。

注意事项：背部尽力腾空。

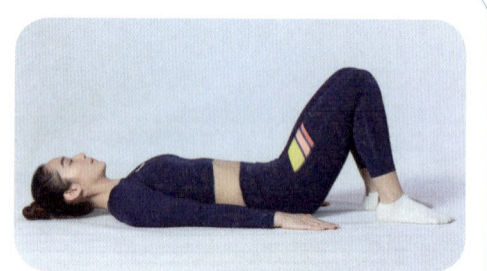

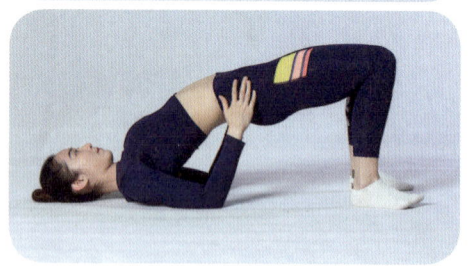

第四节
腿怎么伸不直——X形腿、O形腿

如果您发现自己孩子的腿总是伸不直，那么您得上心了，很可能是X形腿（膝外翻）或O形腿（膝内翻）。所谓X形腿，就是两膝合并之后，两脚跟外张无法靠拢，而O形腿正好与之相反，两脚跟合并之后，两膝盖无法靠拢。

- X形腿检查方法：两脚平行，自然放松状态站立，两膝挨上，如两脚跟不能并拢，属于X形腿。
- O形腿检查方法：双足跟、双足掌并拢，放松双腿直立。如两膝存在距离，属于O形腿。

1. 腿部发育畸形对孩子有什么影响

对于孩子腿部的发育情况，家长们一定要重视，腿部畸形不仅会影响美观及双腿的正常发育，同时也会降低步行与站立的质量，也容易疲倦、或勉强运动便会感到痛苦。严重的还会导致膝关节疼痛甚至是关节炎。如此一来，孩子的生理、心理健康都会受到影响。所以必须引起家长的重视。对于骨骼还未定型的青少年而言，只要妥善改善营养代谢并及时矫正，这些畸形不难治愈，所以一定要及时发现畸形并尽早矫正。

2. 腿部发育畸形的原因是什么

X、O形腿的形成有很多原因。从怀孕第四周起，胚胎即长出四肢的雏形，到怀孕后期时，胎儿无法顺利地在子宫内翻转，双腿盘着很难动弹，及至出生后，再加上生产过程的压力，下肢通常有倾向于O形腿的外形。这种O形腿随着学步而负重，呈加重的趋势。随着幼儿腿部肌肉逐渐发达，到两岁左右时，多数孩子的O形腿可自动矫正。也有部分出现矫枉过正的情形，相反地形成了X形腿。但对这种X形腿也不必太顾虑，90%以上会在日后自动矫正过来。难以矫正的只是少数。所以在幼儿时期出现轻微的X形腿、O形腿绝大多数是生理性的，不要太过担心，过于积极处理反而会不好。

6岁之后还未自动矫正的孩子就要引起注意了，有一部分是天生的骨骼畸形，有一部分是软骨发育障碍，或是骨折、外伤造成的后遗症；但大部分还是后天不良的生活习惯、运动习惯、肌肉关节代偿等原因造成的。例如，双脚分开膝盖并拢的站姿、膝盖内扣的坐姿，还有膝盖内扣的跑姿、膝盖内扣的蹲姿都会造成X形腿。而走路时习惯性外八字，稍息姿势站立，喜欢盘坐、跪坐，长时间蹲马步，穿高跟鞋等都会造成O形腿。此外，生长发育时期，因缺乏维生素D而引起体内钙、磷代谢紊乱，进而导致骨骼发育障碍、骨变形或关节软骨发育不良，也是造成腿部畸形发育的常见原因之一。

3. 预防腿部发育畸形要从小抓起

预防腿部发育畸形，要从小抓起，不宜过早让宝宝学走路，包括使用学步车。注意钙及维生素D的补充，多吃香菇、多喝牛奶、多晒太阳，由于母乳中的维生素D含量相对较少，所以纯母乳喂养的婴儿应当更加注意补充维生素D。在保持营养均衡的基础上，还要注意培养正确的坐姿、站姿和运动模式。养成好习惯，小腿不外翻、膝盖不内扣、膝盖冲着脚尖。走路不外八，坐着时尽量避免跪坐、盘坐、跷二郎腿。睡觉时不要趴着睡，也不要将脚交叉着睡。此外，可以教孩子一些简单的小练习。例如，让孩子以脚尖站立，每次半分钟至一分钟，以训练脚尖的耐力，或让孩子双手平举，用脚尖或脚后跟沿直线行走，脚尖或脚后跟不能偏离直线。

4. 如何纠正腿形

（1）X形腿

自重臀桥

训练目的：锻炼臀大肌。

动作步骤：

①屈膝仰卧平躺，脚掌着地，双脚稍分开。

②臀部收紧向上发力挺起，使膝、臀、肩在一条直线上，停顿2~3秒。

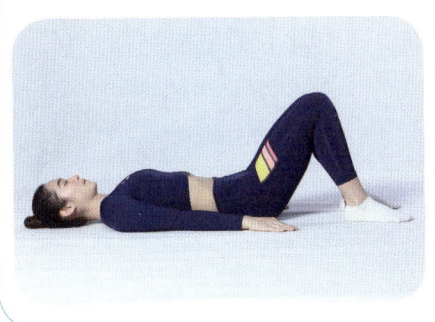

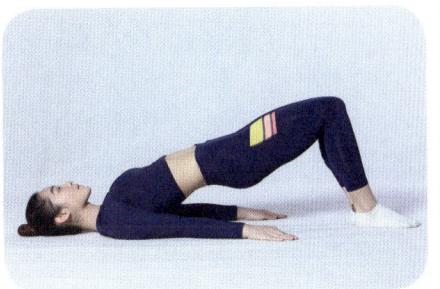

③保持臀部紧张状态，缓慢下放还原。

组数：重复15次为一组，共3组，组间间隔1分钟。

注意事项：上挺臀部时，手臂和上背不要下压借力，尽量避免下背部弯曲。每次动作之间，尽量保证放下臀部时不要让其着地。

单腿臀桥

训练目的：锻炼臀大肌、臀中肌。

动作步骤：

①仰卧平躺，双腿屈膝着地，双脚稍分开。

②一腿伸直悬空后，臀部发力向上挺起，至支撑腿的膝、臀、肩在一条直线上，停顿2~3秒。

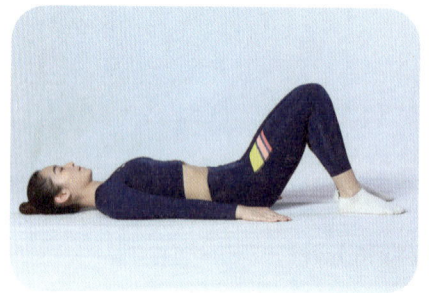

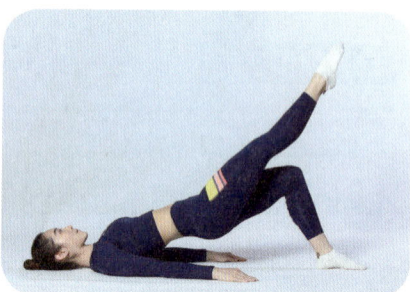

③控制臀部发力，缓慢下放还原。换另一条腿，重复上述动作。

组数：每侧10次为一组，共3组，组间间隔1分钟。

注意事项：髋关节不需要过度拉伸，下背部不要太过紧张。

盘腿伸展

训练目的：锻炼内收肌。

动作步骤：

①采用坐姿，双脚脚底相互贴紧，膝盖向外撑并尽量靠近地面。

②双手抓住双脚脚踝，上半身下压至最低点，感受大腿内侧明显的拉伸感，保持姿势15～30秒。

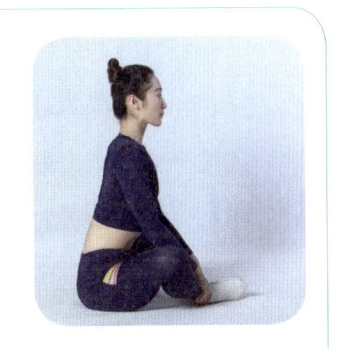

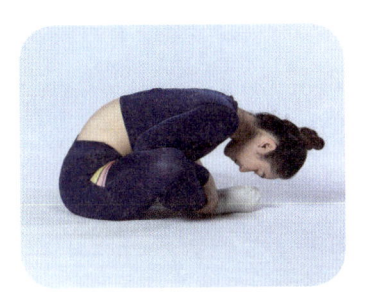

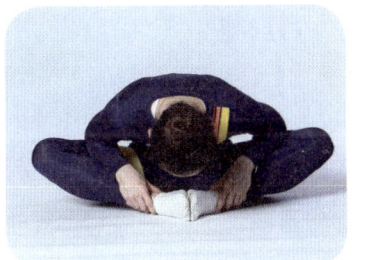

组数： 共3组，组间间隔30秒。

注意事项： 感受大腿内侧肌群的伸展。

蚌 式

训练目的： 强化外展肌、臀中肌。

动作步骤：

①侧身躺下，右侧手臂前伸，将头部枕在上臂上，将臀部弯曲至45°，膝盖弯曲至约90°，将左腿放在右腿的上方重合位置。

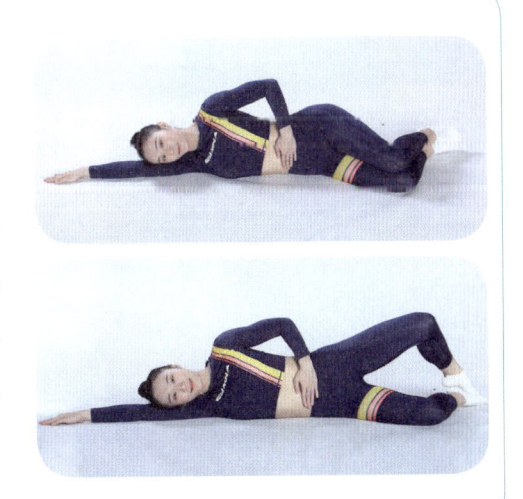

②左腿打开向外扩展，将膝盖推离人体中线。

③在到达顶部的时候停顿2~3秒，然后回到起始位置。

④换至另一侧，重复上述动作。

组数：每侧10次为一组，共3组，组间间隔1分钟。

注意事项：在做这个动作的时候，保持双脚相接触。

（2）O形腿

深蹲

训练目的：加强腿部与臀部肌群力量。

动作步骤：

①两腿开立与肩同宽，呈外八字，手臂平举与地面平行，掌心向下，挺直腰背，收紧腹部。

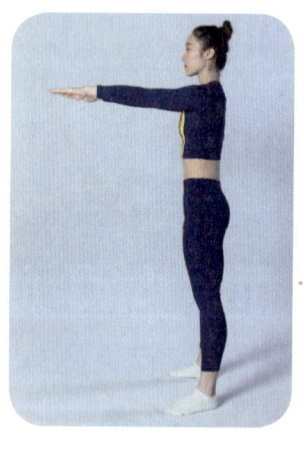

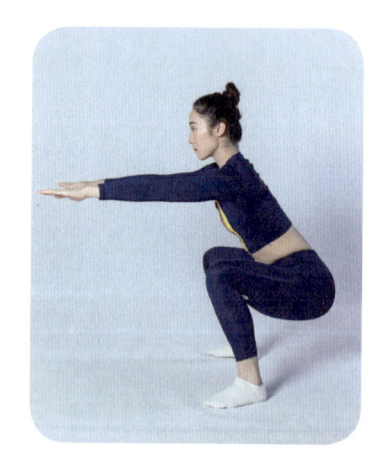

②屈膝下蹲，臀部往后坐，用腰腹和腿部力量控制身体缓慢下蹲至大腿与地面平行，停顿3~5秒。

③大腿用力上蹬,回到准备动作。

组数:20次为一组,共3组,组间间隔2分钟。

注意事项:过程中始终保持腰背挺直,下蹲时膝关节前伸不超过脚尖处。

夹球下蹲

训练目的:加强腿部与臀部肌群力量。

动作步骤:

①两腿开立与肩同宽,大腿中间夹一个弹力球,挺直腰背,收紧腹部。

②微微屈膝往下蹲,臀部往后坐,停顿3~5秒。

③大腿用力上蹬,回到准备动作。

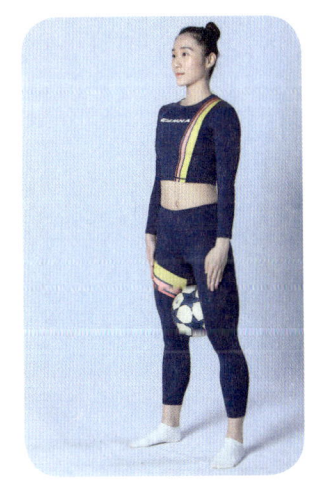

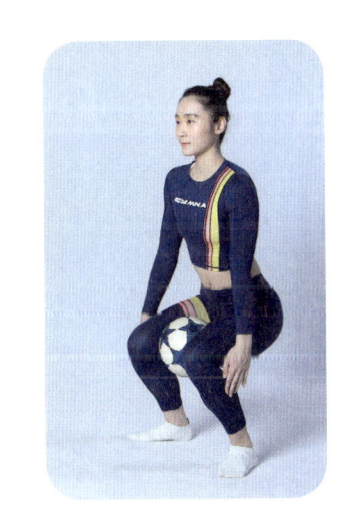

组数:重复20次为一组,共3组,组间间隔2分钟。

注意事项:过程中始终保持腰背挺直,下蹲时膝关节前伸不超过脚尖处。

侧抬腿

训练目的：加强大腿与腰部肌群力量。

动作步骤：

①身体侧卧，双肘弯曲，下面的手拖住耳部，上面的手放在肚脐前的地面上，支撑身体，使后脑勺、臀部、脚尖保持在一条直线上。

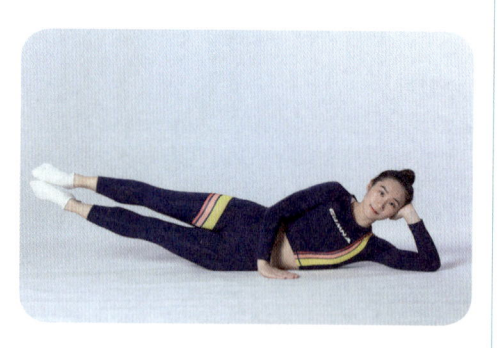

②绷直脚尖，向上抬起上面的腿，髋关节外展到极限，停顿2～3秒。

③保持上面的腿不动，慢慢将下面的腿向上抬起，将双脚脚跟贴靠在一起，停顿2～3秒后还原。

组数：10次为一组，共3组，组间间隔1分钟。

注意事项：身体始终保持在同一平面上，抬腿时骨盆不要前倾或后坐。

仰卧旋腿

训练目的：加强大腿和腹部肌群力量。

动作步骤：

①身体仰卧，双手掌心向下，置于体侧。

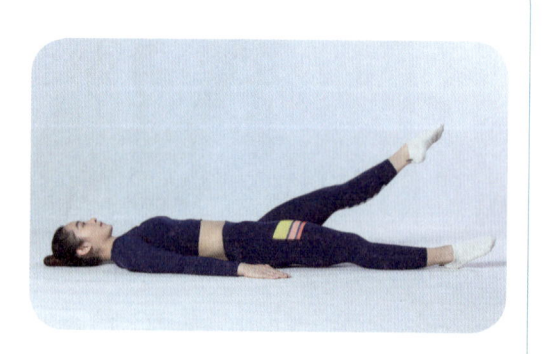

②抬左腿，伸直膝盖。左腿带动左脚尖顺时针画6～12圈，再逆时针画6～12圈。

③换右腿重复上述动作。

组数：共3组，组间间隔2分钟。

注意事项：抬腿时不要将臀部带起。

鸽子式

训练目的：加强大腿和腹部肌群力量。

动作步骤：

①双膝跪地，上身打直。

②左脚往后伸，身体自然前倾，双手也顺着身体自然前撑，平放左脚，脚面贴地。

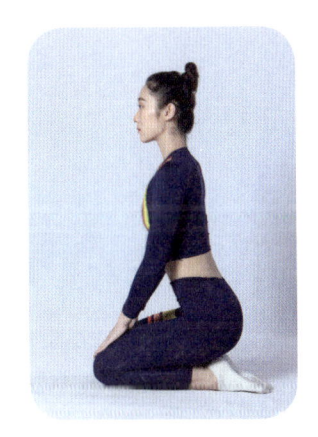

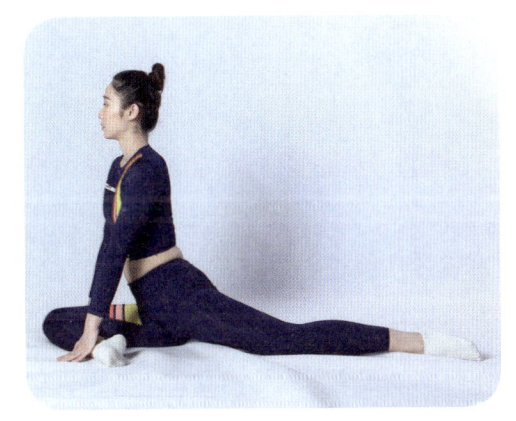

③将全身下压着地，挺直上身，双手贴地摆放身侧，停顿20～30秒后换右脚往后伸重复上述动作。

组数：共3组，组间间隔30秒。

注意事项：注意腹部挺直，前足弓起，不是只平贴地板。

第五节
走路好别扭——内翻足与外翻足

您是否注意过孩子的脚形？足部的正常发育与孩子的运动能力直接相关。足部发育畸形将对孩子走路、跑步、参与运动造成很大的困扰。应尽早发现尽早治疗。

1. 如何判断孩子足部发育是否畸形

可直接从视觉上判断孩子足部发育是否畸形。当孩子站立时，从后面看，正常足部的距骨与跟骨应在同一直线上，并垂直于地面。若距骨相对于跟骨向外偏歪，则为内翻足。若距骨相对于跟骨向内偏歪，则为外翻足。也可以通过看孩子鞋子的磨损区域来判断孩子的足翻状态。正常脚穿的鞋是脚跟外侧易磨损、前脚掌内外侧均匀磨损。若您孩子的鞋是脚跟外侧、前脚掌内侧磨损较严重，那很有可能是内翻足。同理若您孩子的鞋是脚跟内侧、前脚掌外侧磨损较严重，那很有可能是外翻足。

2. 孩子足部发育畸形的原因

导致孩子足部发育畸形的因素有很多，可分为先天性与后天性两种。先天性的足部畸形多与遗传有关，由复杂的肌肉、骨骼、神经系统病变等因素而引起，基因突变、血管和肌肉异常亦与其有关。除了遗传外，不良环境也与足部发育畸形有关。吸烟环境中有一氧化碳、尼古丁等不良物质，这些物质大部分可自由穿过胎盘屏障，引起血管内皮功能障碍，从而影响发育中的胎儿。母亲吸烟更会使胎儿足部发育畸形的风险大大提升。而后天性的足部发育畸形主要与足部的不当使用有关，如不良的走路或运动习惯。此外，外翻足主要与足部关节的支撑韧带功能受损、帮助支持足弓的内在肌肉无力、距下关节活动过度等因素有关。内翻足主要与足部关节的支撑韧带功能过强、帮助支持足弓的内在肌肉过于发达、距下关节活动不足等因素有关。

3. 如何预防足部发育畸形

首先要教会孩子正确的走路姿势。走路时要注意重心，前后左右过渡和转移，大脑注意力一定要集中在脚和身体姿势上，从上到下身体姿势要正确、稳定、平衡，脚要确定放平了，再迈下一步。其次就是平时买鞋时，不要穿过小、过软的鞋子。应选购一双具备较强的吸震、减压效果的硬底鞋，让孩子在行走时足部所承受的全身重量均匀分布于脚底；并要让脚趾有足够空间活动，以减少鞋面对脚趾造成的压迫。如果孩子脚部出现疼痛，要及早找足科医师诊治，避免耽误治疗时机。如果孩子长期穿着不合脚的鞋子行走，容易造成脚拇指外翻而引起发炎、疼痛。还要提醒孩子经常洗脚，特别是足趾间，并且一定要擦干。修剪趾甲要平直，不可过深，小心修剪趾甲的边缘和角部，修剪不当会导致嵌甲。

4. 简单几招，预防翻足

单腿站立

训练目的： 强化平衡能力，使足部习惯于贴合地面。

动作步骤：

（1）竖直站立，双手侧平举，右腿微微抬起。

（2）左腿撑地维持身体平衡，保持身体竖直坚持1～3分钟。

（3）换右腿撑地，重复上述动作。

组数： 共3～5组。

注意事项： 无法保持平衡者可以先扶墙练习。

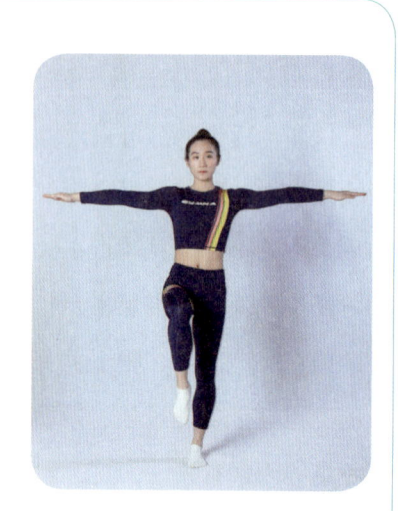

踮脚站

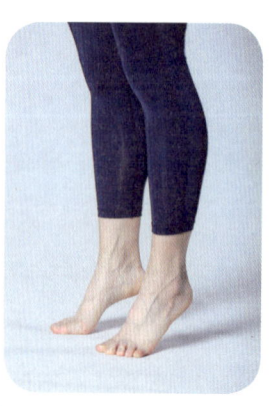

训练目的： 加强足弓支撑能力。

动作步骤：

（1）竖直站立。

（2）踮起脚尖，以脚尖支撑体重站立于地面上，持续30～60秒。

组数： 共3组，组间休息30秒。

注意事项： 无法保持平衡者可以先扶墙练习。

跖屈

训练目的：加强足弓支撑能力。

动作步骤：

（1）左脚单脚站立于平地。

（2）用右脚夹起一条绳子或毛巾，持续30~60秒。

（3）换右脚单脚站立，重复上述动作。

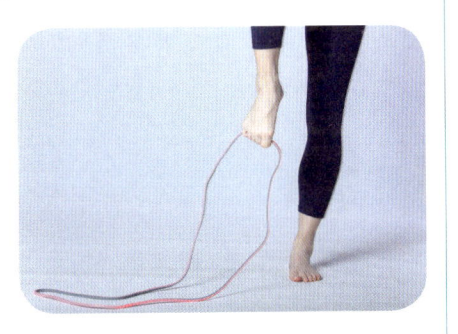

组数：每侧1次为一组，共3组，组间间隔30秒。

注意事项：无法保持平衡者可以先扶墙练习。

绷紧脚尖

训练目的：加强足弓支撑力。

动作步骤：

（1）取一条弹力带，将其固定。

（2）坐于地面上，将弹力带套上右脚脚尖。

（3）弓起脚背使弹力带拉长，停顿2~3秒后放松，再继续用力拉长弹力带。

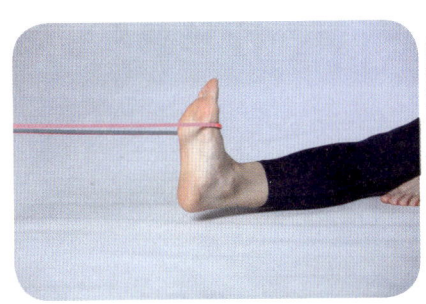

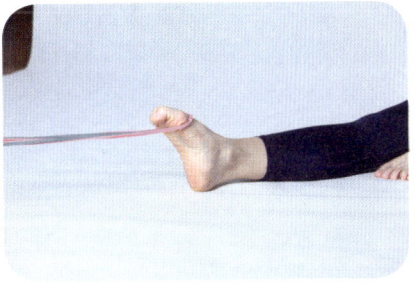

（4）连续做20～30次后换左脚重复上述动作。

组数：共3组，组间间隔1分钟。

注意事项：脚趾并拢，脚尖朝靠近小腿方向用力。

高抬腿

训练目的：提高踝关节力量。

动作步骤：

（1）站立于空旷平地。

（2）以前脚掌着地方式两腿交替抬起，逐渐加大抬腿高度直至大腿与地面平行。

（3）逐渐加快抬腿频率，保持上身挺直，连续30秒。

组数：共3组，组间间隔1分钟。

注意事项：保持髋关节平衡，不要过于向前后或左右倾斜。

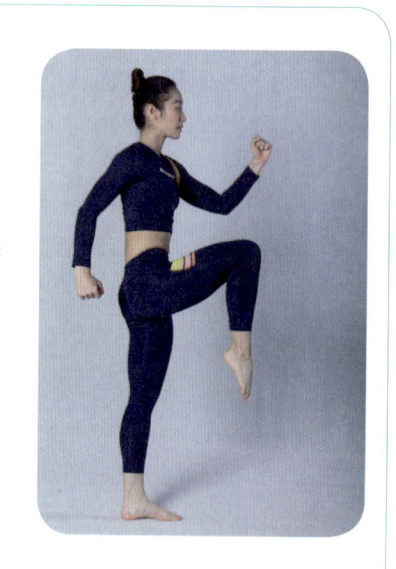

CHAPTER FOUR

第四章

科学健身之实践篇

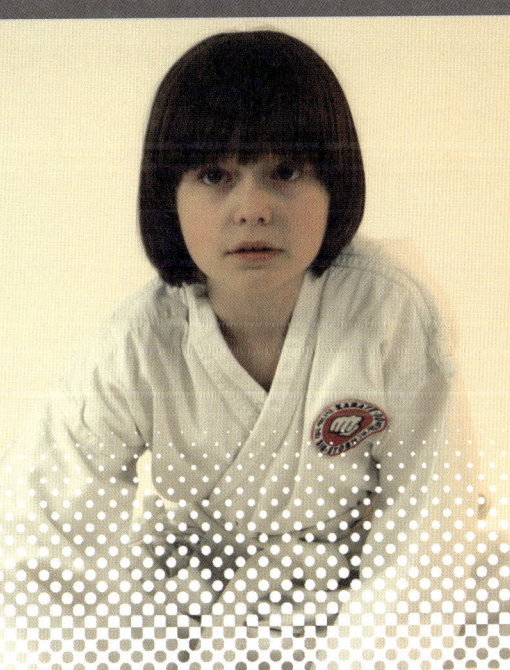

第一节
制订一个适合孩子的训练计划

"制订一个适合孩子的锻炼计划",这句话实际上包含了非常多的内容。这份锻炼计划既包括每一次锻炼时需要完成的内容,也包括锻炼周期、持续时间等,甚至要包括锻炼持续期间孩子的饮食计划。那么,如何给自己的孩子制订一份科学合理的锻炼计划呢?

1. 健康体适能评价要先行

一般来讲,为低龄儿童制订锻炼计划之前,不需要进行风险筛查和健康体适能评价,但是如果家长认为有必要,也可以进行一些简单的筛查与评估。但是,在为10岁以上的青少年制订锻炼计划之前,一般要先进行全面的健康体适能评价。一次全面的健康体适能评价应该包括以下内容。

首先,要进行前期的健康筛查,确定孩子没有某些慢性心脑血管疾病,或者其他不适合进行运动的疾病。

其次,要了解孩子的一些基本的健康情况,例如,孩子的静息心率、血压、身高、体重,如果觉得有必要,还可以做心电图,在条件允许的情况下，能了解到孩子的身体成分、皮褶厚度就更好了。

除了这些基础性因素，在制订锻炼计划之前，还应该对孩子现阶段的运动水平有所了解。这部分一般包括心肺耐力、肌肉力量与耐力、柔韧性、平衡能力这几个要素。

（1）心肺耐力评价手段

现在最流行的测试心肺耐力的手段主要是次大强度或大强度功率车记功计或跑台测试，但是这两项测试需要的仪器设备比较昂贵，在这里就不做介绍了。

测试心肺耐力还有一种较为经济方便的方法，即台阶测试。家长可自主操作，在此做重点介绍。

男孩子做台阶测试的时候，台阶高度应为40厘米。女孩子做台阶测试时，台阶高度应为35厘米，当然，根据发育阶段不同，男女身高不同，台阶还可做适当的调整。测试可按下列步骤进行。

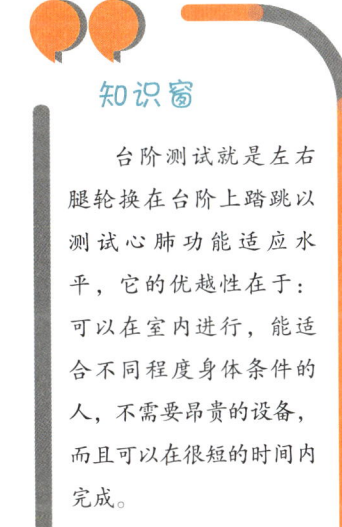

测试时，家长要在孩子身边，帮助孩子保持适当的踏跳节奏。节奏为每分钟踏30次（上下），共3分钟，家长可以用节拍器或者其他孩子可以听到的声音进行提示。孩子需要2秒钟左右脚上、下各踏一次（也就是说，把节拍器设置为每分钟120拍，每响一下踏一次）。在测试时，孩子应该左右腿轮换做，每次上下台阶后上体和双腿必须伸直，不能屈膝。

> **知识窗**
>
> 台阶测试就是左右腿轮换在台阶上踏跳以测试心肺功能适应水平，它的优越性在于：可以在室内进行，能适合不同程度身体条件的人，不需要昂贵的设备，而且可以在很短的时间内完成。

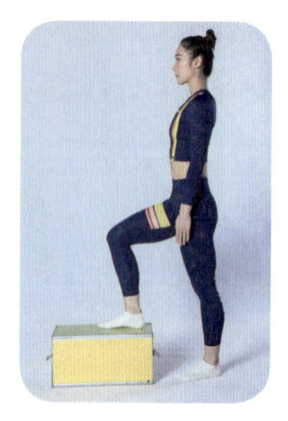

台阶测试第一步，跨右腿上台阶　　　　台阶测试第二步，左腿上台阶

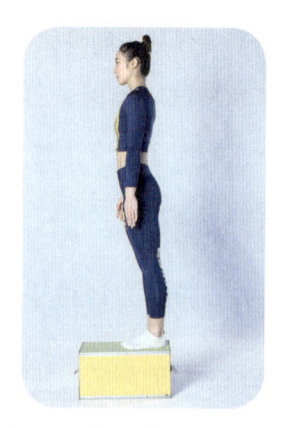

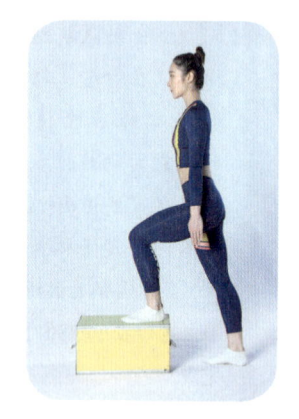

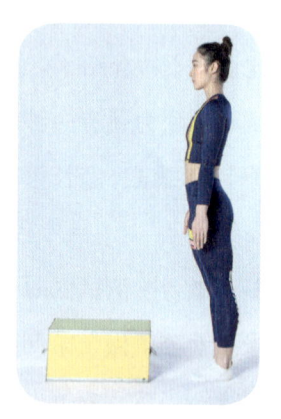

台阶测试第三步，右腿下台阶　　　　台阶测试第四步，左腿下台阶

测试后，应该要求孩子立即坐下，并测量运动后1分钟至1分30秒、2分钟至2分30秒、3分钟至3分30秒3个恢复期的脉搏或者心跳次数。

在这一过程中，需要您帮助孩子计时，并记录运动后心跳次数。

统计出结果后，可以根据得到的结果推算出相应的评定指数。评定指数的计算公式如下：

评定指数=登台阶运动持续时间（秒）×100/（2×3个恢复期脉搏之和）。

评定指数得分在60以上记为优秀，得分49～50为良好，得分42～48为及格，得分41以下则记为不及格。

家长可以借助台阶测试了解自己孩子的心肺功能水平，从而决定是否要强化孩子的心肺功能训练，更有针对性地为孩子制订训练计划。

（2）肌肉力量与耐力评价手段

肌肉力量是对孩子运动水平进行评价时的重要参考因素，最好能测试孩子上下肢的最大力量，但是可以根据孩子的具体年龄进行项目的选择，对于处于生长发育早期的孩子而言，不需要在健身房进行最大力量的测试。

除了心肺功能与肌肉力量，肌肉耐力也是运动能力的重要构成部分。常见的肌肉耐力测试一般包括屈膝抬肩测试与俯卧撑测试。这些测试都非常简单，家长在家就可以通过测试来了解孩子的肌肉耐力水平。

俯卧撑

动作要领：手指向前，置于肩以下的地面，背部挺直，抬头，用脚趾与双手进行支撑；女孩则可以双腿并拢，小腿着地跪在垫子上，背挺直，两臂与肩同宽，抬头，用膝部与双手支撑。

测试中要求：孩子必须伸直肘部，撑起身体，然后返回到向下的姿势，胸部离地2~3厘米直到下巴贴到垫子上，1分钟内不间歇地完成这一动作的次数即为得分，评判标准见表4-1。

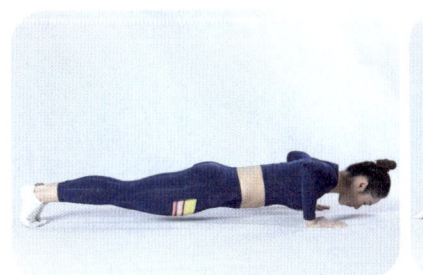

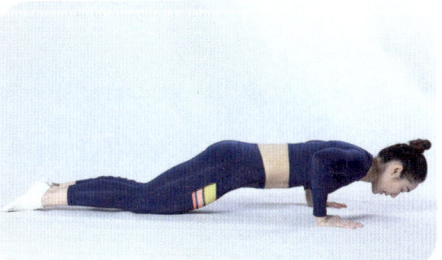

男孩标准动作　　　　　　女孩标准动作

表4-1 评判标准

成绩	14岁以下		14岁以上	
	男	女	男	女
优秀	22次及以上	21次及以上	30次及以上	27次及以上
良好	17~21次	11~20次	22~29次	20~26次
一般	10~16次	7~10次	17~21次	13~19次
需要加强	10次以下	7次以下	17次以下	13次以下

屈膝抬肩

这项测试需要家长在垫子上面固定两条标记线（家里常用的彩色的绝缘胶带就可以），两者距离12厘米。

家长在测试过程中将节拍器或者手机上相同功能的App设为40次/分钟，第1拍孩子开始抬肩，第2拍手指达到终止标记线，第3拍回到起始标记线，第4拍达到终止标记线，以此类推。

孩子每达到终止标记线记为1次，达到75次或者不能跟随节拍器节奏时终止测试，测试标准见表4-2。

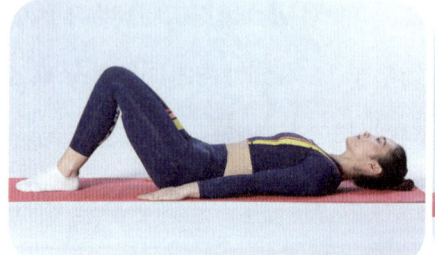

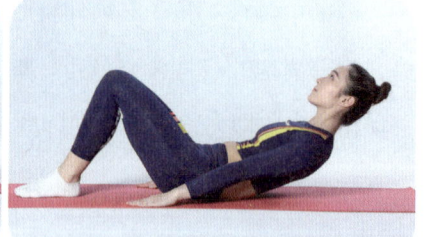

标准动作第一步　　　标准动作第二步

动作要领：要求孩子仰卧在垫子上，膝关节屈成90°。手臂置于身体两侧，掌心向下，中指触及起始标记线，这就是这项测试的起始动作。测试过程中要按节奏抬起脊柱，使得中指触及终止标记线。

表4-2 测试标准

成绩	14岁以下		14岁以上	
	男	女	男	女
优秀	56次及以上	55次及以上	75次及以上	70次及以上
良好	41～55次	34～54次	46～74次	37～69次
一般	27～40次	21～33次	31～45次	27～36次
需要加强	27次以下	21次以下	31次以下	27次以下

（3）柔韧性评价方法

由于一般家庭的测试仪器设备等条件有限，建议以坐位体前屈的数值作为柔韧性测试的指标。如果没有条件获取相关数值，可以尝试用立位体前屈代替，自主为孩子进行测试。这项测试的目的是测量在静止状态下的躯干、腰、髋等关节可能达到的活动幅度，主要反映这些部位的关节、韧带和肌肉的伸展性和弹性及身体柔韧素质的发展水平。得分越高，孩子的柔韧性越好，躯干、腰、髋几个主要关节可达到的活动幅度越大。

这项测试的相关标准可参考国家学生体质健康标准（2014年修订），见表4-3、表4-4。

表4-3 男生坐位体前屈单项评分（单位：厘米）

等级	得分	一年级	二年级	三年级	四年级	五年级	六年级	初一	初二	初三	高一	高二	高三	大一、大二	大三、大四
优秀	100	16.1	16.2	16.3	16.4	16.5	16.6	17.6	19.6	21.6	23.6	24.3	24.6	24.9	25.1
	95	14.6	14.7	14.9	15	15.2	15.3	15.9	17.7	19.7	21.5	22.4	22.8	23.1	23.3
	90	13	13.2	13.4	13.6	13.8	14	14.2	15.8	17.8	19.4	20.5	21	21.3	21.5
良好	85	12	11.9	11.8	11.7	11.6	11.5	12.3	13.7	15.8	17.2	18.3	19.1	19.5	19.9
	80	11	10.6	10.2	9.8	9.4	9	10.4	11.6	13.8	15	16.1	17.2	17.7	18.2

续表

等级	得分	一年级	二年级	三年级	四年级	五年级	六年级	初一	初二	初三	高一	高二	高三	大一、大二	大三、大四
及格	78	9.9	9.5	9.1	8.6	8.2	7.7	9.1	10.3	12.4	13.6	14.7	15.8	16.3	16.8
	76	8.8	8.4	8	7.4	7	6.4	7.8	9	11	12.2	13.3	14.4	14.9	15.4
	74	7.7	7.3	6.9	6.2	5.8	5.1	6.5	7.7	9.6	10.8	11.9	13	13.5	14
	72	6.6	6.2	5.8	5	4.6	3.8	5.2	6.4	8.2	9.4	10.5	11.6	12.1	12.6
	70	5.5	5.1	4.7	3.8	3.4	2.5	3.9	5.1	6.8	8	9.1	10.2	10.7	11.2
	68	4.4	4	3.6	2.6	2.2	1.2	2.6	3.8	5.4	6.6	7.7	8.8	9.3	9.8
	66	3.3	2.9	2.5	1.4	1	−0.1	1.3	2.5	4	5.2	6.3	7.4	7.9	8.4
	64	2.2	1.8	1.4	0.2	−0.2	−1.4	0	1.2	2.6	3.8	4.9	6	6.5	7
	62	1.1	0.7	0.3	−1	−1.4	−2.7	−1.3	−0.1	1.2	2.4	3.5	4.6	5.1	5.6
	60	0	−0.4	−0.8	−2.2	−2.6	−4	−2.6	−1.4	−0.2	1	2.1	3.2	3.7	4.2
不及格	50	−0.8	−1.2	−1.6	−3.2	−3.6	−5	−3.8	−2.6	−1.4	0	1.1	2.2	2.7	3.2
	40	−1.6	−2	−2.4	−4.2	−4.6	−6	−5	−3.8	−2.6	−1	0.1	1.2	1.7	2.2
	30	−2.4	−2.8	−3.2	−5.2	−5.6	−7	−6.2	−5	−3.8	−2	−0.9	0.2	0.7	1.2
	20	−3.2	−3.6	−4	−6.2	−6.6	−8	−7.4	−6.2	−5	−3	−1.9	−0.8	−0.3	0.2
	10	−4	−4.4	−4.8	−7.2	−7.6	−9	−8.6	−7.4	−6.2	−4	−2.9	−1.8	−1.3	−0.8

表4-4 女生坐位体前屈单项评分（单位：厘米）

等级	得分	一年级	二年级	三年级	四年级	五年级	六年级	初一	初二	初三	高一	高二	高三	大一、大二	大三、大四
优秀	100	18.6	18.9	19.2	19.5	19.8	19.9	21.8	22.7	23.5	24.2	24.8	25.3	25.8	26.3
	95	17.3	17.6	17.9	18.1	18.5	18.7	20.1	21	21.8	22.5	23.1	23.6	24	24.4
	90	16	16.3	16.6	16.9	17.2	17.5	18.4	19.3	20.1	20.8	21.4	21.9	22.2	22.4

续表

等级	得分	一年级	二年级	三年级	四年级	五年级	六年级	初一	初二	初三	高一	高二	高三	大一、大二	大三、大四
良好	85	14.7	14.8	14.9	15	15.1	15.2	16.7	17.6	18.4	19.1	19.7	20.2	20.6	21
良好	80	13.4	13.3	13.2	13.1	13	12.9	15	15.9	16.7	17.4	18	18.5	19	19.5
及格	78	12.3	12.2	12.1	12	11.9	11.8	13.7	14.6	15.4	16.1	16.7	17.2	17.7	18.2
及格	76	11.2	11.1	11	10.9	10.8	10.7	12.4	13.3	14.1	14.8	15.4	15.9	16.4	16.9
及格	74	10.1	10	9.9	9.8	9.7	9.6	11.1	12	12.8	13.5	14.1	14.6	15.1	15.6
及格	72	9	8.9	8.8	8.7	8.6	8.5	9.8	10.7	11.5	12.2	12.8	13.3	13.8	14.3
及格	70	7.9	7.8	7.7	7.6	7.5	7.4	8.5	9.4	10.2	10.9	11.5	12	12.5	13
及格	68	6.8	6.7	6.6	6.5	6.4	6.3	7.2	8.1	8.9	9.6	10.2	10.7	11.2	11.7
及格	66	5.7	5.6	5.5	5.4	5.3	5.2	5.9	6.8	7.6	8.3	8.9	9.4	9.9	10.4
及格	64	4.6	4.5	4.4	4.3	4.2	4.1	4.6	5.5	6.3	7	7.6	8.1	8.6	9.1
及格	62	3.5	3.4	3.3	3.2	3.1	3	3.3	4.2	5	5.7	6.3	6.8	7.3	7.8
及格	60	2.4	2.3	2.2	2.1	2	1.9	2	2.9	3.7	4.4	5	5.5	6	6.5
不及格	50	1.6	1.5	1.4	1.3	1.2	1.1	1.2	2.1	2.9	3.6	4.2	4.7	5.2	5.7
不及格	40	0.8	0.7	0.6	0.5	0.4	0.3	0.4	1.3	2.1	2.8	3.4	3.9	4.4	4.9
不及格	30	0	−0.1	−0.2	−0.3	−0.4	−0.5	−0.4	0.5	1.3	2	2.6	3.1	3.6	4.1
不及格	20	−0.8	−0.9	−1	−1.1	−1.2	−1.3	−1.2	−0.3	0.5	1.2	1.8	2.3	2.8	3.3
不及格	10	−1.6	−1.7	−1.8	−1.9	−2	−2.1	−2	−1.1	−0.3	0.4	1	1.5	2	2.5

（4）平衡能力评价方法

平衡能力是指人体维持自身稳定性的能力。那么，平衡能力如何测定呢？

我们着重为家长介绍两种静态观察评定孩子平衡能力的方法。

Romberg检查法

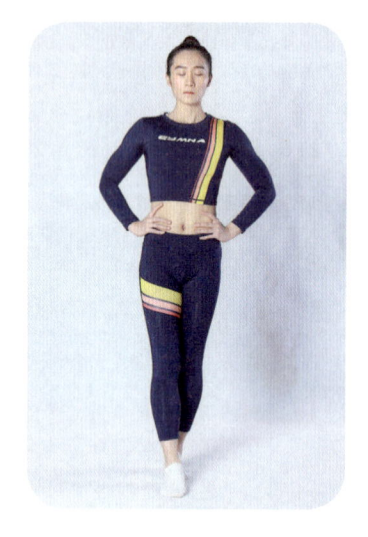

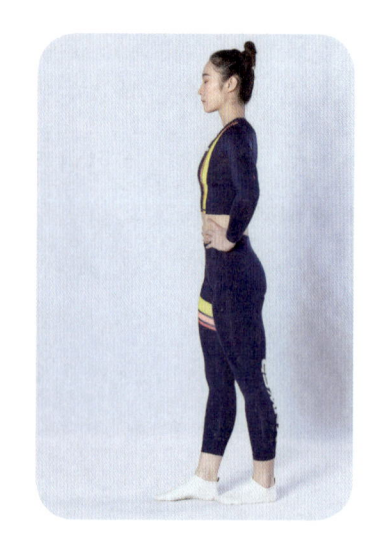

主视图　　　　　　　　　侧视图

动作步骤：家长要求孩子双手叉腰两只脚一前一后站立，后脚脚尖抵触前脚的脚跟，孩子站立好之后家长进行观察，当两只脚出现移动或者孩子失去平衡，则测试结束。如果孩子两只脚未出现移动也没有失去平衡，则要求孩子闭眼，继续保持这一体位，观察两脚有无移动或者是否失去平衡。

如果始终未出现移动或者失衡，则说明孩子平衡能力良好。如若出现上述两种状况，则说明孩子需要加强平衡能力训练或者需进一步检查。

单腿闭眼站立检查法

动作步骤：家长要求孩子双手叉腰，闭眼，用惯用脚单脚站立，另一腿屈膝，脚离开地面，使小腿紧贴在站立腿的膝部，从离地开始计时，到离地脚落地或者站立脚移动结束计时，计算单脚站立的时间。健康的女孩闭眼单腿站立的时间应该超过12秒，健康的男孩单腿闭眼站立的时间应该超过13秒。如果孩子未能达到这一标准，则说明需要加强平衡能力的训练。

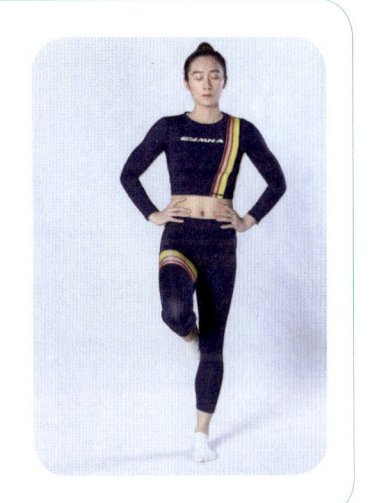

2. 对症下药很重要

完成这些评价后，家长可以对照相应的标准，判断自己的孩子需要进行哪些方面的锻炼，明确一个长期的目标，而为了完成这个长期的目标，需要进一步制订相应具体的锻炼计划。

不少家长都清楚，在医院就医时，一份处方往往包括非常多的内容，比如，需要用什么样的药，用药的时间，用药的剂量，以及疗程持续的时间。实际上，为孩子制订一份完整的锻炼计划与开具药方异曲同工，家长在制订计划的过程中应该明确这些要素。

决定孩子运动频率和时间的因素有很多，个人的运动能力是我们首先要考虑的因素。过分超出孩子运动能力的计划反而会对孩子的生长发育造成不利的影响。当然，运动的强度、孩子功课的繁忙程度等，都是影响运动频率的重要因素。

除了刻意制订的锻炼计划，日常生活习惯的改变也很重要。减少静坐的时间，尤其是看电视、用电脑的时间，每天绝对不要超过2小时，注重合理作息和营养搭配，指导孩子劳逸结合。

运动强度和运动类型的安排可以说是青少年锻炼计划最为重要的部分。

一般而言，在主客观条件允许的情况下，我们推荐孩子进行中高强度的身体活动。对于青少年来说，大强度的运动对骨骼强度、肌肉力量以及心肺耐力的发展都有比较明显的益处，在每天锻炼计划中加入20~30分钟的剧烈运动，会取得更佳的效果。当然，这里的推荐是在不影响孩子正常学习生活，不造成疲劳或伤病的前提下做出的，还请诸位家长结合上文的测试手段，进行合理安排。

那么如何去判断运动强度的大小呢？

目前我们对运动强度大小的判断方法大致可以分为两种：运动中进行评价，运动后进行评价。

运动中进行评价时，我们一般依靠如下三种标准。

第一种是主观评价，主观评价指标有很多，这里着重介绍两个。

"讲话测试"。这种测试操作简单，但是精度不是很高：在运动中运动者可以讲话或者唱歌视为中低强度运动，运动者能讲话不能唱歌视为中等强度运动，运动者难以讲话则视为中高强度的运动。

主观感觉评价量表。家长可以让孩子提前熟悉量表内容，在孩子运动过程中用一张大小合适的纸将这份量表打印下来，孩子可以用手指纸张或者做手势的方式示意家长正在进行的运动的强度，具体标准如下。

0级——没什么感觉。这是你在休息时的感觉，你丝毫不觉疲惫，你的呼吸完全平缓，在整个运动期间你完全不会有感觉。

1级——很弱。这是你在桌前工作或阅读时的感觉，你丝毫不觉疲惫，而且呼吸平缓。

2级——弱。这是你在穿衣服时可能出现的感觉，你稍感疲惫或毫无疲惫感，你的呼吸平缓，运动时很少会体验到这种程度的感觉。

3级——温和。这是你慢慢走过房间打开电视机时可能出现的感觉，你稍感疲惫，你可能轻微地察觉到你的呼吸，但气息缓慢而自然，在运动过程初期你可能会有此感觉。

4级——稍强。这是你在户外缓慢步行时可能产生的感觉，你感到轻微疲惫，呼吸频率微微增快但依然自在。在热身的初期阶段可能会有此感觉。

5级——强。这是你轻快地走向商店时可能出现的感觉，你感到轻微的疲惫，你察觉到自己的呼吸，气息比第4级还急促一些，你在热身结尾时会有此感觉。

6级——中强。这是你约会迟到急忙赶去时可能出现的感觉，你感到疲惫，但你知道你可以维持这样的步调，你呼吸急促，而且可以察觉得到。从暖身转向运动阶段的期间，以及在学习如何达到第7级和第8级的初期里，你都可能有此感觉。

7级——很强。这是你激烈运动时可能出现的感觉，你势必感到疲惫，但你可以确定自己可以维持到运动结束，你的呼吸急促，这你绝对会感觉到，你可以与人对话，但你可能宁愿不说话，这是你维持运动训练的底线。

8级——非常强。这是你做非常剧烈的运动时可能出现的感觉，你势必感到非常疲惫，而你认为自己可以维持这样的步调直到运动结束，只是你无法百分之百地确定。你的呼吸非常急促，你还是可以与人对话，但你不想这么做。这个阶段只适用于你自己能自在地达到第7级，并准备好做更激烈的训练。这一级会让你产生明显的感觉，但你需要学习如何坚持，对许多人而言，这么剧烈的运动不容易做到。

9级——超强。这是极度剧烈运动下所出现的感觉，你势必体验到极度的疲惫，如果你自问是否能持续到运动结束，你的答案可能是否定的。你的呼吸非常吃力，而且无法与人交谈，你可能在试图达到第8级的片刻，会有此感觉。这是许多专业运动员训练的级数，对他们而言，要达到这个级数也非常困难，你的例行运动不应该达到第9级，而当你达到第9级时，你应该让自己慢下来。

10级——极强。你不应该经历第10级，在这一级里你将体会到彻底的精疲力竭，这一级你无法持久，就算持久了对你也没什么好处。

第二种是通过心率观察运动强度。

一般在家庭操作时，我们可以利用一些简化的方法进行计算：用220减孩子的年龄作为孩子的最大心率。如果在运动时达到这个最大心率的40%~60%，可视为中等强度的运动；如果达到这个最大心率的60%~90%，则可视为高强度的运动。

而在具体测量的过程中，家长可以选购一些简易的心率表、心率带等测量设备。

第三种则是使用MET值对运动强度进行评估。

家长不需要完全理解MET值的含义，但是可以利用它安排孩子的锻炼计划。我们一般认为MET值小于3的时候，运动属于低强度水平，MET值在3~6的时候，运动属于中等强度水平，如果MET值大于6，则认为运动属于较高强度水平。

以下是人类从事一些活动时的MET值，家长在制订锻炼计划的时候可以作参考。

1.0　静卧或静坐，什么都不做；躺在床上听音乐，看电影。

1.5　看书看报纸，吃饭，开车，织毛衣，轻松的办公室工作，泡澡，陪伴宠物，打字。

1.8　站着说话，打电话，做手工艺品。

> **知识窗**
>
> MET（Metabolic Equivalent of Energy），即代谢当量，中文一般翻译为梅脱。
>
> 梅脱值反映的是每千克体重每分钟消耗的氧气量，而1MET相当于静坐时的能量代谢率。

2.0　平地走路，速度<3.2千米/时，洗衣服，收衣服，弹吉他，刷牙洗脸，淋浴。

2.3　洗碗，熨衣服，叠衣服被子，玩扑克，售货员前台站姿、打扫房间，烹饪前的准备和饭后收拾，瑜伽。

2.5　给植物浇水，陪孩子玩，干农活（开收割机、割干草、灌溉），骑电动车、摩托车，传接球练习（足球），推儿童车，慢走，哈达瑜伽。

3.0　步行67米/分钟（购物、遛狗等），钓鱼，下楼梯，木工活，捆绑东西，站着照顾孩子，50W（功率）健身车，打保龄球，玩飞盘。

3.5　步行81米/分钟（上班速度），清洗地毯，墩地，搬运小件行李，电工工作，铺设电线管道，打高尔夫，爬台阶（每级台阶10厘米，每分钟20级）。

4.0　快步走94米/分钟，擦地板，骑车（低于16千米/时），娱乐休闲，打架子鼓，推轮椅，水中运动，水中柔软体操，打乒乓球，打太极拳。

4.5　种植树苗，院子拔草，耕作，农活，给家畜喂食，打羽毛球，跳芭蕾舞，跳踢踏舞，打高尔夫（走路且背着球棒）。

4.8　爬台阶（每级台阶10厘米，每分钟30级；20厘米，每分钟20级）。

5.0　剧烈行走和小跑，快步走（107米/分钟），打垒球或棒球，玩儿童游戏，有氧舞蹈（低冲击）。

5.5　100W（功率）健身车（轻力量）。

6.0　移动家具，铁锹铲雪，高强度力量训练，跳爵士舞，慢跑和步行交叉，打篮球（中强度），游泳（轻划水），阻力训练，举重（较强的力量）。

6.3　跳有氧操，爬台阶（30厘米，每分钟20级），爬台阶（20厘米，每分钟30级）。

7.0　慢跑，踢足球，打网球，游泳，仰泳，滑雪，滑冰，打羽毛球（比赛型），跳有氧舞蹈（较强冲击），划船器100W（功率），健身单车150W（功率）。

8.0 搬运重物，上楼梯，骑赛车（20千米/时），跑步134米/分钟，游泳（自由泳中速），篮球（比赛），间歇循环训练，越野滑雪（中等速度和力量），网球单打，户外骑行21千米/时。

8.5 划船器150W（功率）（较强力量），有氧踏板操（踏板高15～20厘米）。

9.0 搬运重物上楼梯，越野滑雪（10千米/时，较强的速度和力量），户外骑行24千米/时，跑步8千米/时，爬台阶（30厘米，每分钟30级）。

10.0 跑步161米/分钟（9.7千米/时），柔道，泰拳，打橄榄球，游泳（蛙泳），跳有氧踏板操（踏板高20～25厘米）。

10.5 健身单车200W（功率）（非常强力）。

11.0 蝶泳，自由泳（快速70米/分钟），跑步10.8千米/时。

11.5 跑步，11.3千米/时。

12.0 户外骑行28千米/时，划船器200W（功率）（非常强力）。

12.5 跑步12.1千米/时，健身单车250W（功率）（非常强力）。

13.5 跑步12.9千米/时。

14.0 跑步13.7千米/时。

15.0 跑步上楼梯，跑步14.5千米/时。

16.0 户外骑行32.2千米/时以上，跑步16.1千米/时。

18.0 跑步17.5千米/时。

除了在运动过程中对运动强度进行监控，在运动后对运动负荷大小进行判断，及时修正锻炼计划也起着至关重要的作用。

由于大多数家庭缺乏专业的运动监控设备，在这里我们介绍两种简单的运动后判断运动负荷大小的方法。

观察法：由于青少年活泼好动，认知能力相对较差，所以经常会在锻炼过程中不顾及自身体力状况，不知疲倦。如果家长观察到孩子在大运动量的锻炼之后出现犯困、精力匮乏或者失眠等状况时，应该适当调整锻炼计划，降低孩子的运动负荷，并提醒孩子自己注意休息调整。

晨脉测量法：在孩子每天早晨清醒后，要求其安静地躺在床上，测量脉搏，如果每分钟晨脉的次数比前一天多出12次甚至更多，则说明运动负荷过大，需要进行调整休息；而如果晨脉没有明显变化，则说明锻炼计划的运动负荷正常。

3. 科学的健身计划很必要

在掌握监控运动频率和运动强度的方法后，相信各位家长朋友已经摩拳擦掌，跃跃欲试了。当然，孩子在一次锻炼中不可能始终保持同一强度，在一个周期内的运动形式也不可能一成不变。那么如何科学地安排孩子的锻炼计划呢？

在孩子一周的锻炼中，应该包含肌肉力量练习与骨骼负重练习（很多有氧运动的形式会包含在骨骼负重练习与协调性练习之中）。在遵循前文提到的强度与频率原则的情况下，孩子一周的锻炼构成应该大致如下。

肌肉力量练习

运动频率：每周三天（每次训练间隔一天为佳）。

运动时间：作为每天60分钟运动的一部分。

运动形式：抗阻练习（弹力带、提拉重物），对抗自重的徒手练习（蹲起、跳跃、仰卧起坐、俯卧撑）。我们提倡合理负荷的练习，不提倡大力量练习。

骨骼负重运动

运动频率：每周三天（每次训练间隔一天为佳）。

运动时间：作为每天60分钟运动的一部分。

运动方式：强冲击力的运动，如跑步、跳绳、篮球或者一些简单的抗阻训练。

平衡能力练习

运动频率：结合孩子实际情况进行安排。可安排在每次锻炼的热身或整理活动环节。

运动时间：作为每天60分钟运动的一部分。

运动方式：简单的静态平衡训练（单腿站立）与动态平衡训练（赤脚走、走猫步、走独木桥、倒退走等）。

协调性练习

运动频率：结合孩子实际情况进行安排。可安排在每次锻炼的热身或整理活动环节。

运动时间：作为每天60分钟运动的一部分。

运动方式：跳绳、双脚盘踢毽子、跳皮筋、游泳等。

柔韧性练习

运动频率：结合孩子实际情况进行安排。可安排在每次锻炼的热身或整理活动环节。

运动时间：作为每天60分钟运动的一部分。

运动方式：抱腿提膝、正压腿、侧压腿、正踢腿、转髋、转腰、摆头等。

知识窗

你知道吗？柔韧性练习开始得越早，越容易获得进步。而好的柔韧性有助于降低运动损伤发生的可能性。

灵敏性练习

运动频率：结合孩子实际情况进行安排。可安排在每次锻炼的热身或整理活动环节。

运动时间：作为每天60分钟运动的一部分，推荐放在耐力训练之前，效果更佳。也可以专门安排一天进行练习。

运动方式：可以安排一些急停急起类的跑步游戏，也可以借助皮球、飞盘等其他道具设计需要急停急起动作的游戏。

具体到每一次完整的锻炼，应该包含以下部分。

- 热身（中低强度）。
- 体能训练或竞技运动（中高强度或高强度）。
- 整理活动（低强度）。
- 拉伸。

青少年锻炼过程中兴趣非常重要。家长要在考虑上述因素的同时，照顾到孩子的兴趣，尽量挑选孩子喜欢的项目，尽量丰富多样地选择项目。这样对锻炼计划的进度和持续性都有好处。

家长要遵循循序渐进、量力而行的原则。

介绍完锻炼计划制订前的健康体适能评价以及计划制订过程中的一些基本原则之后，我们还要在这里提醒各位家长防范青少年运动过程中容易出现的风险。青少年在锻炼过程中，面临的主要安全问题是骨骼和肌肉的损伤，特别是踝关节、手腕和膝关节这些部位。另外，孩子还容易在运动中中暑、发生低血糖或者伤风感冒。

运动损伤之所以容易发生在青少年身上，是因为他们处在生长发育期，生长发育可能存在不平衡性，对损伤较为易感，恰好处在生物成熟的过渡期，体温调节能力不足。肥胖、平衡能力差也成为诱发青少年运动安全问题的主要因素。

所以，家长在制订锻炼计划并督促孩子实施的过程中，要充分考虑自己孩子的实际情况，遵循循序渐进的原则，并且挑选相对安全的场地，做好保护措施，正确合理地使用护具。

4. 一周锻炼计划

我们会列出一名12岁左右、各项运动能力处于平均水平的孩子的一周锻炼计划，以供家长参考。

周 日

（1）热身

动态柔韧性训练。两脚交替弓步走。两侧交替抱膝抬腿。两腿交替正踢腿。行进间转髋（内转和外转）。每个动作做25次，要求降低速度，动作必须到位，整个过程持续10分钟。

弓步走

动作步骤：两手叉腰，上体始终正直。膝盖与脚尖保持同方向，跨出时膝盖始终不超过脚尖。

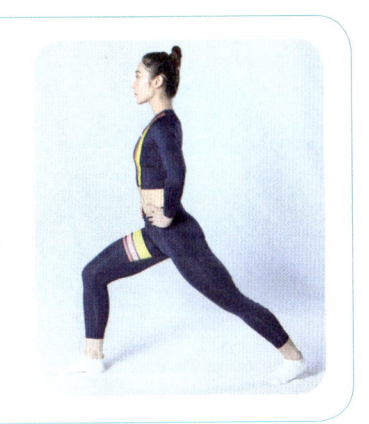

抱膝抬腿

动作步骤：上体正直，前腿膝盖尽量抬高，抬起时后脚脚跟离地，整个身体维持垂直向上的姿势。

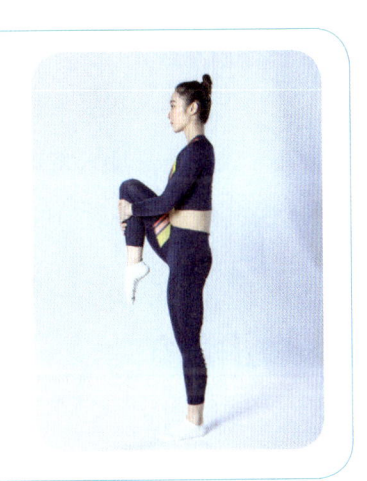

正踢腿

动作步骤：上体正直，手臂向两侧展开，腿向前踢至90°或者更大角度，支撑脚保持稳定。

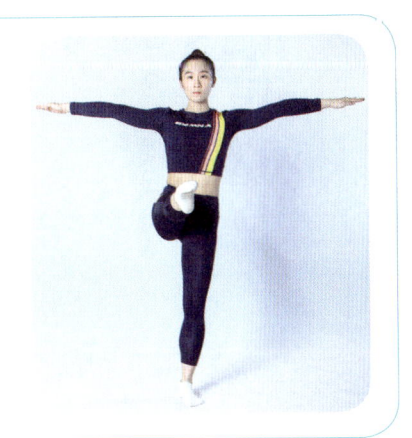

向外转髋动作

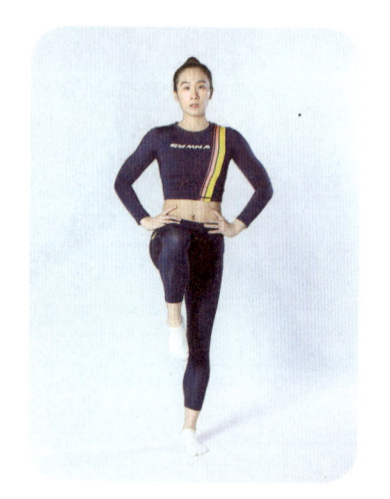

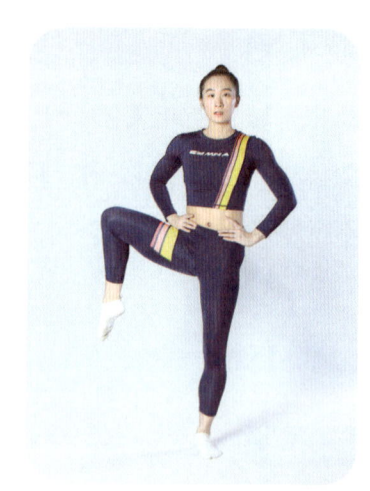

动作步骤：双手叉腰，上体正直，先向前屈膝抬起一条腿，尽量抬高。维持此高度，将这条腿保持屈膝状态，向体侧展开，尽量转过90°，再缓慢放下。

向内转髋动作

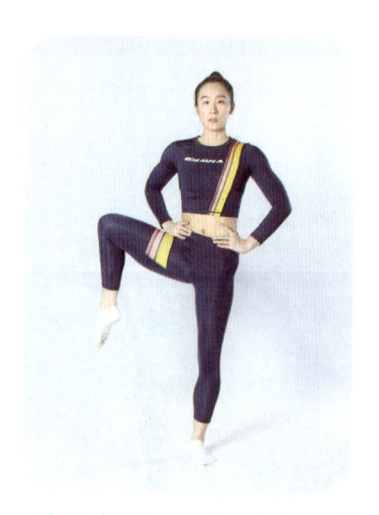

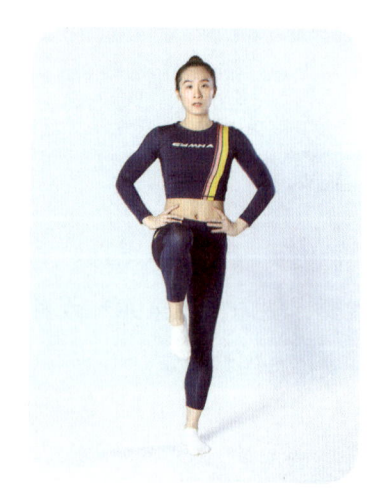

动作步骤：双手叉腰，上体正直，先向体侧屈膝抬起一条腿，尽

量抬高。维持此高度，将这条腿保持屈膝状态，向体前旋转，尽量转过90°，再缓慢放下。

灵敏性训练。

10米折返跑，要求必须完成急起急停。每组10趟（100米），做3组，组间休息大约1分钟。整个过程持续5分钟。

（2）主要锻炼内容

慢跑。心率控制在145次/分左右。这里的心率由前文介绍的简化公式得出——（220−12）×70%。鼓励孩子坚持，维持中高等强度运动状态20~30分钟。

（3）整理活动

赤脚走与倒退走各5~6分钟。

（4）拉伸

重点拉伸小腿后侧肌肉。

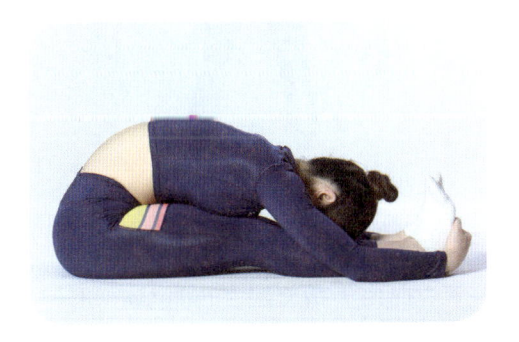

动作步骤：采用坐姿，腿尽量向前伸直，勾脚尖的同时用手尽量去握住脚心。

> **知识窗**
>
> 在进行静态拉伸时，每次牵张应该持续20秒至1分钟，间歇1分钟，重复2~3次。
>
> 拉伸时要注意自我控制，动作要缓慢，给予肌肉微微拉紧的感觉，而不是剧烈的疼痛感。如果感到异常疼痛，应当当即停止拉伸动作，以防止伤害事故。

周　一

（1）热身

动态柔韧性训练。

两脚交替弓步走（膝盖与脚尖保持同方向，跨出时膝盖始终不超过脚尖）。两侧交替抱膝抬腿。两腿交替正踢腿。行进间转髋（内转和外转）。每个动作做25次，要求降低速度，动作必须到位，整个过程持续10分钟。

静态柔韧性训练。

胸部、肩部拉伸

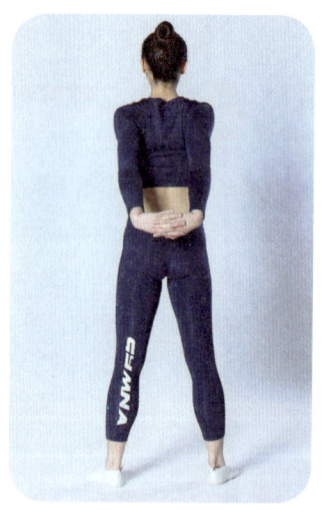

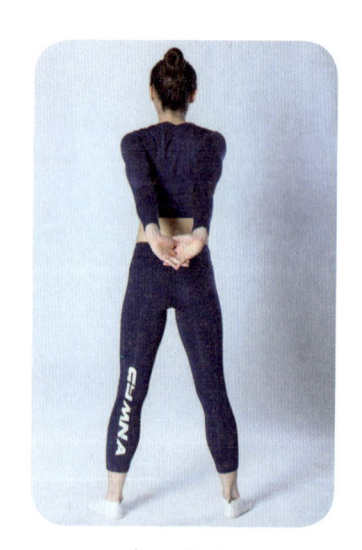

掌心朝内　　　　　　　　掌心向外

动作步骤：双手置于身后，掌心向内十指交握，再将掌心朝外。主动将肩部向后推，感受肩部三角肌的活动和胸大肌的拉伸。

肱三头肌拉伸

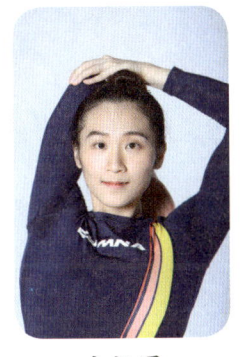

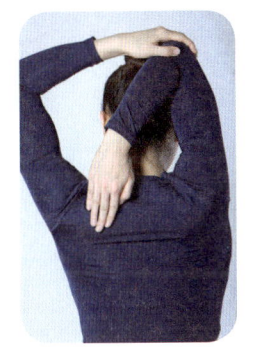

主视图　　　　　　后视图

动作步骤： 弯曲右臂置于头后，左手掌扶住右手手肘，微微用力，尽可能将右手肘向左拉。感受右手臂后侧肱三头肌的拉伸。左右交换后，动作相同。

弓步上肢伸展

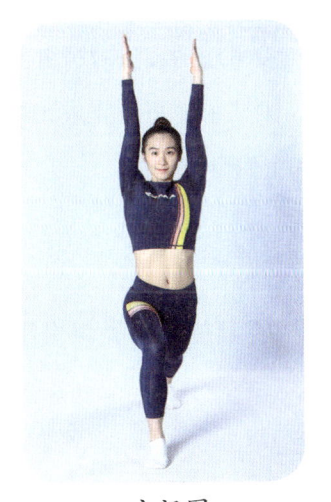

主视图　　　　　　侧视图

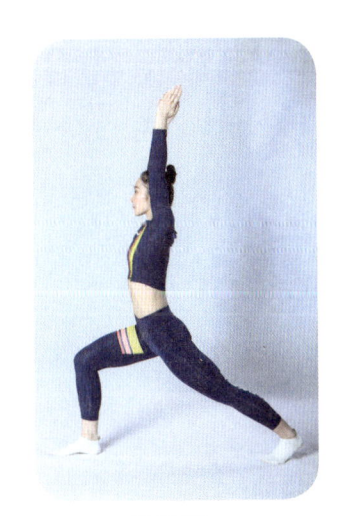

动作步骤：左腿向前一步做弓步站姿，右腿伸直保持膝关节固定，感受大腿前侧和髋关节的拉伸。双手臂竖直向上靠近耳朵，掌心相对。腰腹稳定收紧。侧身左手向身后平移，右手抵住左膝，将身体侧链肌肉完全伸展。左右交换后，动作相同。

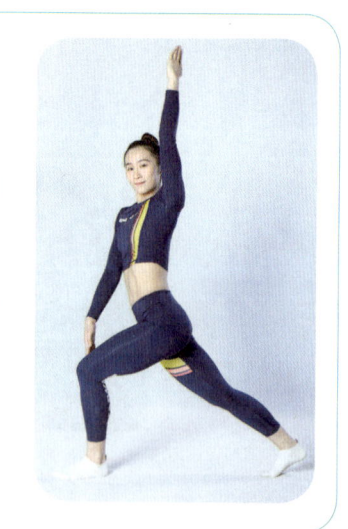

（2）主要锻炼内容

俯卧撑——动作要领：手指向前，置于肩正下方地面，背部挺直，抬头，用双手和脚趾进行支撑；女孩子则可以双腿并拢，小腿着地跪在垫子上，背挺直，两臂与肩同宽，抬头，用双手和膝部支撑。根据之前测试所得数据，要求孩子每组做单次最多完成个数的一半，共做4组。例如，您的孩子在测试时能单次完成20个俯卧撑，则要求他每组完成20的一半，即10个俯卧撑。一共做4组，则是10×4共40个俯卧撑。

（3）整理活动

双脚盘踢毽子，左右脚各100次，或者其他起到类似作用的协调性练习。

（4）拉伸

胸部、肩部拉伸：双手置于身后，掌心向内十指交握，再将掌心朝外。主动将肩部向后推，感受肩部三角肌的活动和胸大肌的拉伸。

肱三头肌拉伸：弯曲左臂置于头后，右手掌扶住左手手肘，微微用力，尽可能将左手肘向右拉。感受左手臂后侧肱三头肌的拉伸。左右交换后，动作相同。

弓步上肢伸展：左腿向前一步做弓步站姿，右腿伸直保持膝关节固定，感受大腿前侧和髋关节的拉伸。双手臂竖直向上靠近耳朵，掌心相对。腰腹稳定收紧。侧身左手向身后平移，右手抵住左膝，将身体侧链肌肉完全伸展。左右交换后，动作相同。

周 二

（1）热身

动态柔韧性训练。

两脚交替弓步走。两侧交替抱膝抬腿。两腿交替正踢腿。行进间转髋（内转和外转）。每个动作做25次，要求降低速度，动作必须到位，整个过程持续10分钟。

静态柔韧性训练。

胸部、肩部拉伸：双手置于身后，掌心向内十指交握，再将掌心朝外。主动将肩部向后推，感受肩部三角肌的活动和胸大肌的拉伸。

肱二头肌拉伸：弯曲左臂置于头后，右手掌扶住左手手肘，微微用力，尽可能将左手肘向右拉。感受左手臂后侧肱三头肌的拉伸。左右交换后，动作相同。

弓步上肢伸展：左腿向前一步做弓步站姿，右腿伸直保持膝关节固定，感受大腿前侧和髋关节的拉伸。双手臂竖直向上靠近耳朵，掌心相对。腰腹稳定收紧。侧身左手向身后平移，右手抵住左膝，将身体侧链肌肉完全伸展。左右交换后，动作相同。

灵敏性训练。

10米折返跑,要求必须完成急起急停。每组10趟(100米),做3组,组间休息大约1分钟。整个过程持续5分钟。

(2)主要锻炼内容

40分钟以上的篮球活动(或者其他竞技性的高强度间歇性运动)。

(3)整理活动

双脚盘踢毽子,左右脚各100次,或者其他可以动态拉伸大腿外侧的练习。

(4)拉伸

蝶式伸展

动作步骤:坐在垫子上,双脚脚掌相对,尽可能将膝关节下压。双手抓住脚掌,感受大腿内侧肌肉拉伸。

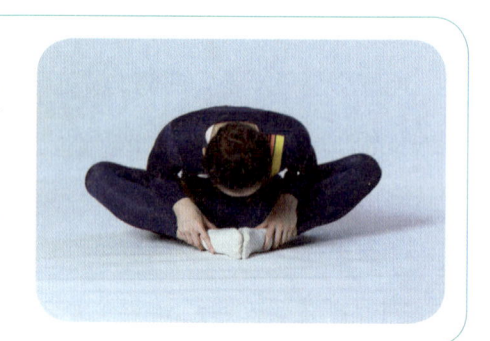

大腿后侧拉伸

动作步骤:坐在垫子上,左腿伸直向前,右腿屈膝,脚掌抵住左腿内侧。双手带动躯干向前俯卧,尽可能碰到脚尖,胸部向大腿靠。左右交换。

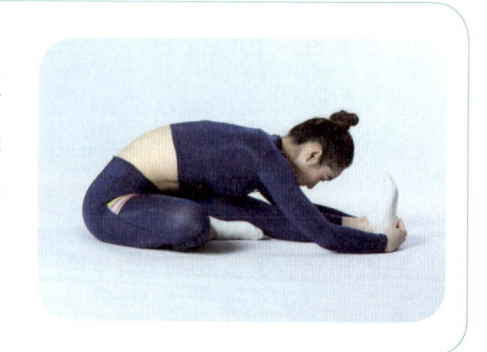

腓肠肌拉伸

动作步骤：坐在垫子上，右腿略微弯曲，左腿保持平直。双手抓住左脚脚尖，将胸部尽量靠近大腿，感受小腿后侧肌肉的拉伸。左右交换。

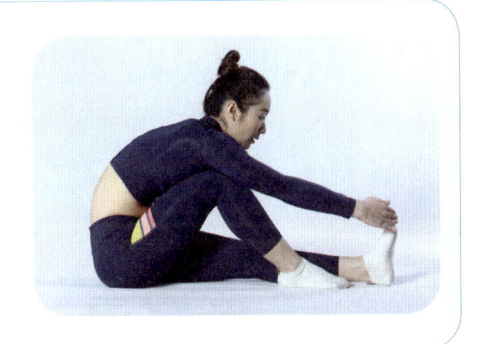

周 三

（1）热身

动态柔韧性训练。

两脚交替弓步走（膝盖与脚尖保持同方向，跨出时膝盖始终不超过脚尖）。两侧交替抱膝抬腿。两腿交替正踢腿。行进间转髋（内转和外转）。每个动作做25次，要求降低速度，动作必须到位，整个过程持续10分钟。

（2）主要锻炼内容

下肢肌群训练。

弹力带双腿蹲起

动作训练：使用弹力带，半蹲位，将弹力带踩在脚下，双手持带固定，尽量拉紧。缓慢做起立和下蹲动作，注意双手肘关节伸直，不要用手提拉。每组8～12次，共5组。

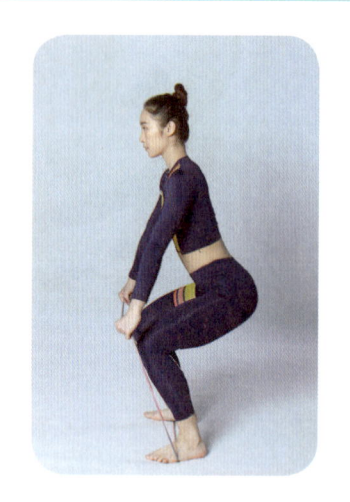

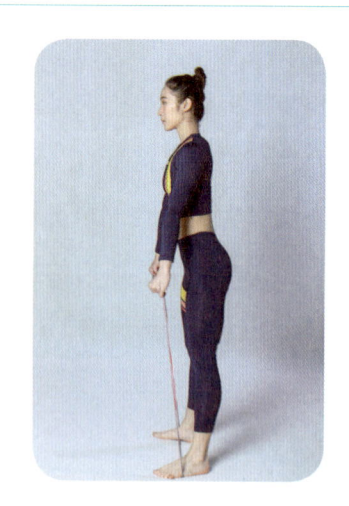

弹力带单腿蹲起

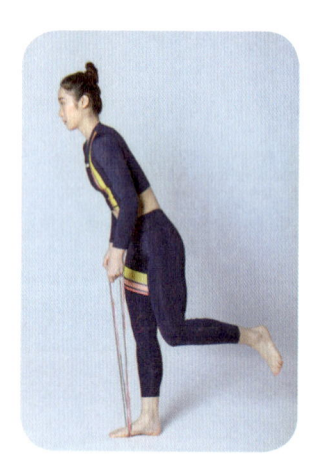

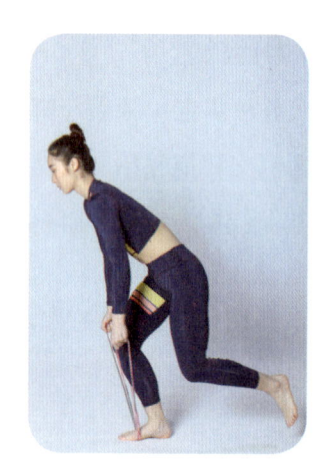

动作步骤：使用弹力带，单脚将弹力带踩在脚下，双手持带固定，尽量拉紧。缓慢做起立和下蹲动作，注意双手肘关节伸直，不要用手提拉。每组8~12次，左右脚各做5组。

弹力带侧踢腿

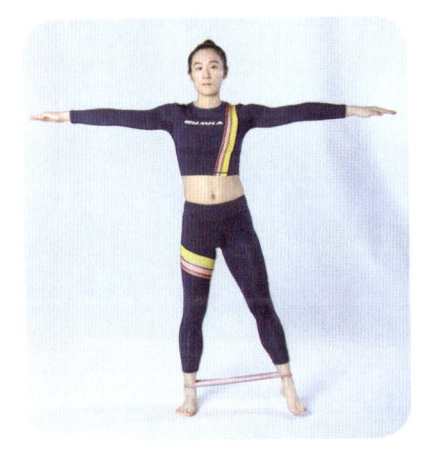

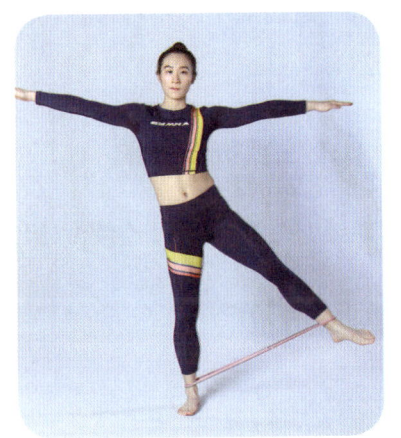

动作步骤：站姿，弹力带套在脚腕上，单脚支撑，大腿带动小腿，向外侧展开，然后缓慢收回。弹力带也可以固定在外侧的桌椅腿上，单脚向内侧收，然后缓慢复原。每组8~12次，左右脚各做5组。

周 四

（1）热身

动态柔韧性训练。

两脚交替弓步走（膝盖与脚尖保持同方向，跨出时膝盖始终不超过脚尖）。两侧交替抱膝抬腿。两腿交替正踢腿。行进间转髋（内转和外转）。每个动作做25次，要求降低速度，动作必须到位，整个过程持续10分钟。

弓步上肢伸展：左腿向前一步做弓步站姿，右腿伸直保持膝关节固定，感受大腿前侧和髋关节的拉伸。双手臂竖直向上靠近耳朵，掌心相对。腰腹稳定收紧。侧身左手向身后平移，右手抵住左膝，将身体侧链肌肉完全伸展。左右交换后，动作相同。

双脚盘踢毽子：左右脚各100次，或者其他可以动态拉伸大腿外侧肌肉的练习。

（2）主要锻炼内容

跳绳：每组1分钟，连续做5组，组间休息1分钟。

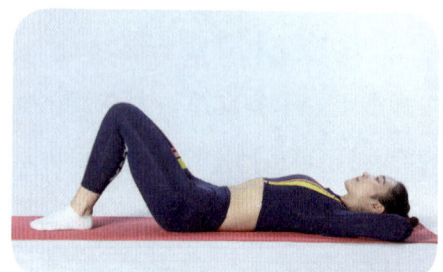

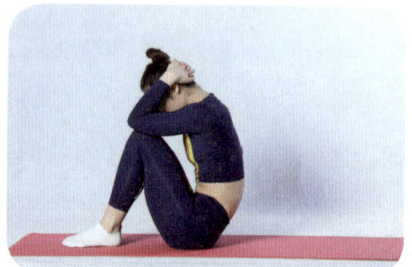

> **仰卧起坐**
>
> **动作步骤**：仰卧，屈膝成90°，脚平放。双手自然放在脑后，不交叉，不用力。两臂向前摆动，迅速改为坐姿。如此连续进行，每组20个，共5组。

（3）整理活动

慢跑800米。赤脚走与倒退走各400米。

（4）拉伸活动

弓步上肢伸展：左腿向前一步做弓步站姿，右腿伸直保持膝关节固定，感受大腿前侧和髋关节的拉伸。双手臂竖直向上靠近耳朵，掌心相对。腰腹稳定收紧。侧身左手向身后平移，右手抵住左膝，将身体侧链肌肉完全伸展。左右交换后，动作相同。

周 五

（1）热身

动态柔韧性训练。

两脚交替弓步走（膝盖与脚尖保持同方向，跨出时膝盖始终不超过脚尖）。两侧交替抱膝抬腿。两腿交替正踢腿。行进间转髋（内转和外转）。每个动作做25次，要求降低速度，动作必须到位，整个过程持续10分钟。

静态柔韧性训练。

胸部、肩部拉伸：双手置于身后，掌心向内十指交握，再将掌心朝外。主动将肩部向后推，感受肩部三角肌的活动和胸大肌的拉伸。

肱三头肌拉伸：弯曲左臂置于头后，右手掌扶住左手手肘，微微用力，尽可能将左手肘向右拉。感受左手臂后侧肱三头肌的拉伸。左右交换后，动作相同。

弓步上肢伸展：左腿向前一步做弓步站姿，右腿伸直保持膝关节固定，感受大腿前侧和髋关节的拉伸。双手臂竖直向上靠近耳朵，掌心相对。腰腹稳定收紧。侧身左手向身后平移，右手抵住左膝，将身体侧链肌肉完全伸展。左右交换后，动作相同。

灵敏性练习：10米折返跑，要求必须完成急起急停。每组10趟（100米），共3组，组间休息大约1分钟。整个过程持续5分钟。

（2）主要锻炼内容

游泳，鼓励孩子坚持20～30分钟高强度锻炼。

（3）整理活动

赤脚走与倒退走各5~6分钟。

（4）拉伸

蝶式伸展：坐在垫子上，双脚脚掌相对，尽可能将膝关节下压。双手抓住脚掌，感受大腿内侧肌肉的拉伸。

大腿后侧拉伸：坐在垫子上，左腿伸直向前，右腿屈膝，脚掌抵住左腿内侧。双手带动躯干向前俯卧，尽可能碰到脚尖，胸部向大腿靠。左右交换。

腓肠肌拉伸：坐在垫子上，右腿略微弯曲，左腿保持平直。双手抓住左脚脚尖，将胸部尽量靠近大腿，感受小腿后侧肌肉的拉伸。左右交换。

周 六

（1）热身

动态柔韧性训练。

两脚交替弓步走（膝盖与脚尖保持同方向，跨出时膝盖始终不超过脚尖）。两侧交替抱膝抬腿。两腿交替正踢腿。行进间转髋（内转和外转）。每个动作做25次，要求降低速度，动作必须到位，整个过程持续10分钟。

静态柔韧性训练。

胸部、肩部拉伸：双手置于身后，掌心向内十指交握，再将掌心朝外。主动将肩部向后推，感受肩部三角肌的活动和胸大肌的拉伸。

肱三头肌拉伸：弯曲左臂置于头后，右手掌扶住左手手肘，微微用力，尽可能将左手肘向右拉。感受左手臂后侧肱三头肌的拉伸。左右交换后，动作相同。

弓步上肢伸展：左腿向前一步做弓步站姿，右腿伸直保持膝关节固定，感受大腿前侧和髋关节的拉伸。双手臂竖直向上靠近耳朵，掌心相对。腰腹稳定收紧。侧身左手向身后平移，右手抵住左膝，将身体侧链肌肉完全伸展。左右交换后，动作相同。

灵敏训练。

10米折返跑，要求必须完成急起急停。每组10趟（100米），共3组，组间休息大约1分钟。整个过程持续5分钟。

（2）主要锻炼内容

40分钟以上的篮球活动（或者其他竞技性的高强度间歇性运动）。

（3）整理活动

双脚盘踢毽子，左右脚各100次，或者其他可以动态拉伸大腿外侧的练习。

（4）拉伸

蝶式伸展：坐在垫子上，双脚脚掌相对，尽可能将膝关节下压。双手抓住脚掌，感受大腿内侧肌肉的拉伸。

大腿后侧拉伸：坐在垫子上，左腿伸直向前，右腿屈膝，脚掌抵住左腿内侧。双手带动躯干向前俯卧，尽可能碰到脚尖，胸部向大腿靠。

腓肠肌拉伸：坐在垫子上，右腿略微弯曲，左腿保持平直。双手抓住左脚脚尖，将胸部尽量靠近大腿，感受小腿后侧肌肉的拉伸。

以上锻炼计划内容仅供诸位家长参考，家长可结合自己孩子的年龄、性别和健康体适能情况对计划进行调整。而除了锻炼计划本身，健康的生活习惯、合理的膳食搭配以及科学的运动给养都是锻炼过程中必不可少的要素，在后面几节内容中，我们会一一为家长朋友介绍。

第二节 运动补给你做对了吗

运动带来的消耗是非常大的，在很多时候，我们需要进行专门的补给，来实现运动中人体的正常工作运转。

1. 运动中为什么要进行补给

运动补给的种类一般包括碳水化合物，蛋白质，水，电解质——适量的钠、钾、镁、钙等，水溶性维生素——维生素B、维生素C等。碳水化合物主要来自主食，在此不做赘述，在这里，我们先为家长朋友介绍如何在日常饮食中补充电解质、水溶性维生素和蛋白质，并详细讲解怎么在运动中进行补水。

（1）电解质

大部分可以通过运动饮料补充，在这里着重介绍如何通过日常饮食进行补充。

钠。钠在日常的进餐中即可获得，运动中、后可以在补水过程中加入少量食盐进行补充。

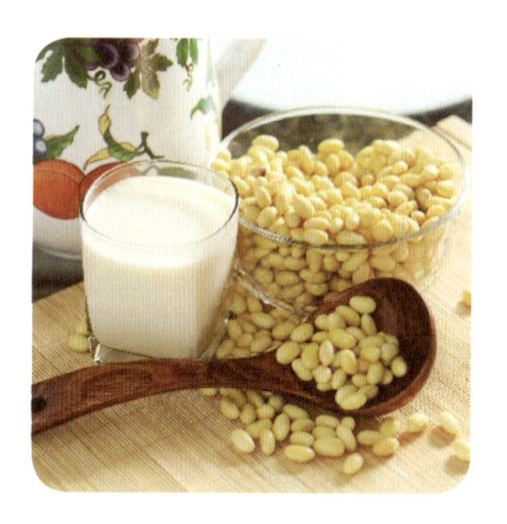

钾。葡萄、橘子、香蕉、梨等水果的钾含量很高，豆类食品、牛奶和鸡蛋等也可以实现补钾。

钙。奶制品、豆制品和海鲜类（虾蚌类）食品中的钙最容易被人体吸收。香菇、木耳、紫菜等食品的钙含量也非常高。

镁。镁在肌肉抗疲劳和放松方面有很大的作用，含镁丰富的食品主要有绿叶蔬菜、杏仁、无花果等。

锌。含锌丰富的食品：蛋黄、花生、禽类和牛肉等。

硒。大蒜、芦笋、蘑菇及各种海产品中都富含硒。

（2）水溶性维生素

维生素B_1。富含维生素B_1的食物：豆类、花生、牛奶和家禽类。

维生素B_6。富含维生素B_6的食物：香蕉、土豆、家禽类。

维生素C。富含维生素C的食物：柑橘柚橙类、葡萄、柠檬、青菜、西红柿等。

（3）蛋白质

能补充蛋白质的食物很多，但是，食物中的蛋白质与脂肪大多是共存的，所以孩子在运动的时候要选择补充优质蛋白，即含油脂少、易消化、含氨基酸种类多的食品。例如，奶、蛋白、鸡肉等。

2. 运动中怎么补水

除了吃什么，家长朋友们一定还会关心运动过程中一直出汗的孩子应该喝多少水以及怎么喝。

运动时人体会释放大量热能，一部分用于机体活动，另一部分则转化为热能使得身体温度升高，机体调节身体温度的主要方式是皮肤排汗，大量地出汗意味着大量失水，此时人体必然需要相应的补水。但是，如果运动中补水不当，有可能导致低钠血症、运动性脱水以及中暑等后果。那么怎么通过合理的补水来避免这些问题的发生呢？

补液的总体原则是运动前少量补充、运动中多次适量补充、运动后多次足量补充。

运动前补充可以以"不口渴"为标准；运动中补水15～30分钟一次，要和失水量大抵一致（可以通过称体重来实现，但是也不必过于精确）；运动后要即刻补水，隔一到两个小时可以通过进食的方法来补充液体。总补水量应该相当于失水量的1.5倍。

当然，运动中的补充液体不单单是补充水，要同时补充水、钠并酌情补糖，糖的浓度要低于8%，建议采用5%～7%的糖浓度，这样可以促进小肠吸收。而补糖一般可采用葡萄糖。

3. 如何根据不同的运动负荷合理地补充营养

了解了上述知识，下面我们就一起来看看怎么根据孩子的锻炼计划，合理地补充各种营养素吧。

（1）速度或力量锻炼

如果您的孩子今天进行的是速度和力量方面的锻炼（短跑、抗阻运动等），那么他就非常需要补充蛋白质，除了蛋白质，您的孩子还要补充充足的B族维生素，以改善神经传导以及肌肉功能的协调性，满足快速释放能量的需求。可以通过摄入充足的蔬菜瓜果实现，也可以补充一些维生素制剂。

另外，还要补充钾、钠、钙、镁等微量元素，维持神经肌肉功能，增加碱储备，减少体液酸化。这方面营养素的补充可以通过充足的蔬果摄入来实现，也可以依赖功能饮料或者其他电解质类制剂。

当然，充足的碳水化合物提供的糖类营养以及水也是速度、力量锻炼过程中必不可少的营养素。孩子一定要摄入足够的碳水化合物，并在训练过程中及时补水，才能满足运动所需的体能储备并在运动过程中维持良好的机能水平，防止运动损伤。

（2）高强度、速度耐力锻炼

如果您的孩子进行的是高强度的、速度耐力方面的锻炼（间歇跑，篮球、足球等），则应该注意保证主食的摄入量，从而保证碳水化合物的摄入。

除了保证主食摄入量，还要注意增加碱性营养物的摄入，在训练后可以多摄入蔬菜、水果、奶或者奶制品、豆类或者豆制品，从而提升体内碱性物质含量，缓冲体内的酸。

当然，最不容忽视也最容易被忽视的，就是要注意提醒孩子在运动中合理补水。

（3）大负荷耐力训练

如果您的孩子进行的是大负荷耐力运动（长跑、长距离游泳等），那么他同样要注意保证主食、蛋白质（奶、蛋白、鸡肉等）和维生素B、维生素C（水果蔬菜）的摄入。而对于大负荷耐力运动者而言，还要针对大量出汗的情况加强补水，同时注意补充电解质（可以适当饮用运动饮料或者多食用水果蔬菜）。

第三节 "吃动平衡"让孩子一生受益

对于孩子的健康成长，合理的膳食营养与良好的锻炼习惯同样重要。

实际上，我们日常所需的营养素都可以通过一日三餐和一些零食获得，并不需要摄入大量的营养品和其他补品。那我们在运动中需要的物质都由哪些食物提供呢？

除了水以外，我们摄入的营养素可以按功能分为三类。

- 第一类是供能的营养素。
- 第二类是调节能量释放的营养素。
- 第三类则是协助消化和控重的膳食。

人体的基本功能物质是糖类与脂类。其中，糖类主要来源于粮食谷物、薯类，也有部分来自蔬菜和水果。油脂主要来自肉类、大豆和食物油。而蛋白质则主要来自肉、鱼、禽、蛋、豆类食品。如果我们将人体视为一辆汽车，只有储能是不足以令"汽车"发动的，还需要有调节燃料释放的机制。而在人体中调节能量释放的营养素主要是维生素和矿物质。这些物质一般来源于蔬菜、水果、奶类及奶制品和豆类及豆制品。

而膳食纤维在体内的作用主要有三方面：一是刺激肠胃蠕动，促进消化吸收过程；二是产生饱腹感，达到减少食量的目的；三是发挥排毒作用。人体主要的膳食纤维食物来源包括水果、蔬菜、各种粗粮杂粮以及豆类。在水果中，膳食纤维含量较高的是苹果、猕猴桃、梨等，蔬菜中，毛豆的膳食纤维含量很高，豆角的膳食纤维含量也很高。叶菜中膳食纤维含量较高的是芥蓝、菠菜等，果实类蔬菜的纤维素含量一般比较低。

1. 在家应该怎么吃

"不挑食，什么都要吃。"家长常说，孩子不能挑食。这句话没有错，但是家长也要保障自己家的餐桌上为孩子提供的食物种类丰富并且科学合理。一般来讲，人每天都要摄入谷类、瓜果蔬菜、畜禽鱼蛋奶以及大豆坚果类食物。家长应该尽量保证孩子每天能摄入12种以上的食物，每周摄入25种以上的食物。

读到这里，不少家长可能会问："怎么每天能吃那么多？"实际上这里所说的每天摄入12种以上的食物还隐含了另外一种营养观，就是要坚持"分量少，多种类"摄入的原则。

"中国人吃饭以谷类为主。"以谷类为主的饮食习惯是我们中华民族的老祖宗为我们留下的良好传统之一。每天每人摄入的谷物和杂粮加起来应该有50～150克，薯类则应该有50～100克。尽量做到餐桌上的每一顿饭都有主食。

粗粮和薯类也应该出现在主食和菜肴之中。

"多吃水果蔬菜。"几乎所有的中国人都会说："要多吃水果蔬菜。"果蔬确实能为我们提供丰富的微量营养素和膳食纤维，应该保证每一顿饭都能吃上蔬菜，每一天都能吃上水果。

"体重是风向标，做好吃动平衡。"我们常说，吃动平衡，食不过量。那么，很多时候，我们实际上是通过体重来判断自己所吃的东西是否过量的。培养良好的饮食和运动习惯，是控制体重的必要措施，定时定量进食，科学合理运动，保持糖、脂类以及蛋白质按合理比例摄入，才能做到吃动平衡，科学控制体重。

"奶类、大豆和坚果，一样也不能少。"每天都要摄入奶制品，当量大约应为300克液态奶。奶类富含钙、蛋白质和维生素B，非常有利于孩子的骨骼生长与其他各方面的发育。大豆和各种豆制品也应该经常出现在餐桌上，家长为孩子选择零食时可以多关注坚果，每周摄入量应该在50~70克。

"吃点儿没有腿的。"俗话说："吃四条腿的不如吃两条腿的，吃两条腿的不如吃没腿的。"这里所说的"没腿的"，是指鱼和蛋类。鱼类富含优质蛋白、维生素、矿物质和不饱和脂肪酸，蛋类的蛋白质含量相当可观。每周应摄入250~500克的鱼类，蛋类的摄入量也应该在250~500克。

"肉该吃还得吃。"不少年轻的现代都市人谈"肉"色变，但是肉在我们的营养摄入中扮演着很重要的角色。每周吃肉的量应该在250~750克，在选择肉类的时候，要优先选择禽类，禽类的脂肪含量比较低，脂肪酸的组成也优于畜类。如果选择畜类，要少吃烟熏、卤制或者腌制的肉制品，尽量选择新鲜肉类，而且要尽量选择瘦肉。

"少油少盐。"我们经常听医生对慢性病患者强调饮食要"少油少盐"。实际上对于所有人而言，"少油少盐"都是一条适用的餐桌准则。一个成年人，每天摄入的食盐应该控制在5克以内，食油则应该控制在25~30克，青少年应该参照该标准酌情减量。

家长朋友们在烹饪时可以多选择蒸煮，少油炸、腌制，在烹饪过程中可以多用天然香料调味。

2. 一日三餐怎么吃

我们常说："早餐要吃好，午餐要吃饱，晚餐要吃少。"这句俗话结合之前所讲的原则性意见，就是非常科学的一日三餐指导。

"早餐要吃好。"早餐的供能对人一天的生活而言非常重要。早餐应该能为孩子提供比较高的热量，充足的蛋白质、碳水化合物、维生素以及无机盐。

一顿健康合理的早餐应该包含谷类、肉类、奶豆类和蔬菜水果类。

"午餐要吃饱。"午餐要吃饱不是说午餐吃得越多越好，这里的"饱"指的是六七分饱，而午餐的安排也应该符合我们之前所说的那些原则。

"晚餐要吃少。"晚餐应该在19点之前结束，睡前2个小时之内尽量不要进食。吃的食物最好是低热量的食物，建议增加粗粮和蔬菜的比例，多摄入膳食纤维，保持蛋白质的摄入量，控制油脂摄入。

"加餐要合理。"人难免会在正餐之间吃一些零食或者进行加餐，加餐并非不可，但是一定要合理。可以选择一些水果或者少量的坚果作为加餐的食品，不要摄入过多，能够减退饥饿感即可。

以上的这些膳食建议都建立在"吃动平衡"的基础之上，孩子不可能只依靠健康的饮食就实现健康的成长。只有"吃""动"两者并重，才有可能帮助您的孩子健康、茁壮地成长。